B. W. Zeigarnik

Denkstörungen bei psychiatrischen Krankheitsbildern

B. W. ZEIGARNIK

Denkstörungen bei psychiatrischen Krankheitsbildern

Eine experimentalpsychologische Untersuchung

Bearbeitet und in deutscher Sprache herausgegeben
von
PROF. DR. PHIL. KURT GOTTSCHALDT
und
DR. RER. NAT. JOHANNES HELM

Mit 16 Tabellen

AKADEMIE-VERLAG · BERLIN
1961

Библиотека врача-психиатра
Б. В. Зейгарник
Нарушения мышления у психически больных
(Экспериментально-психологическое исследование)
Herausgegeben vom
Ministerium für Gesundheitswesen RSFSR
Staatliches Forschungsinstitut für Psychiatrie
Moskau 1958

Aus dem Russischen übersetzt von
Caesar Rymarowicz

Erschienen im Akademie-Verlag GmbH, Berlin W 8, Leipziger Straße 3—4

Lizenznummer 202 · 100/407/61
Gesamtherstellung: Druckhaus „Maxim Gorki", Altenburg
Bestellnummer: 5426
Printed in Germany
ES 17 O

Inhalt

Vorwort

Die vorliegenden Studien über „Denkstörungen bei psychiatrischen Krankheitsbildern" sind sehr geeignet, dem deutschen Leser Einblick in die praktische Tätigkeit sowjetischer klinischer Psychologen im Bereich psychiatrischer und neurologischer Untersuchungen zu geben. Ausgehend von der Darstellung der methodologischen Aspekte der sowjetischen Psychologie, werden die üblichen Testmethoden, die ja vorwiegend quantitativ orientiert sind, kritisch abgelehnt. Mit der Feststellung, daß es nicht nur auf Leistungseffekte, sondern auf die Analyse der gestörten Denkvollzüge der Patienten ankommt, berühren sich die Forschungsperspektiven von Frau Bluma ZEIGARNIK mit manchen ähnlichen Bestrebungen deutscher Psychologen.

Der besondere Wert dieser Studien liegt in den ausführlichen und lebendigen Beschreibungen der Auseinandersetzungsformen der Patienten mit den einzelnen, systematisch variierten Aufgaben. Der Leser kann so selbständig ein Bild der geschilderten Denkstörungen gewinnen, so daß er in der Lage ist, auch zu den vorgetragenen theoretischen Interpretationen Stellung zu nehmen. Die hier bestehende Zusammenarbeit von Psychiatern und Neurologen, Neurophysiologen und Psychologen erscheint besonders fruchtbar. Forschungsberichte dieser Art — es liegen noch viel zu wenig vor — sind geeignet, die wissenschaftliche Diskussion zu fördern.

Berlin 1961 K. GOTTSCHALDT

Einführung

Bei der Untersuchung psychischer Störungen greifen die Psychiater auf Begriffe und Methoden aus der Psychologie zurück. Die Geschichte der russischen und der ausländischen Psychiatrie bestätigt, daß jede Entwicklungsstufe dieser Disziplin eng mit dem jeweiligen Entwicklungsstand der Psychologie verbunden ist.

Die praktische Anwendung der zeitgenössischen Erkenntnisse der Psychologie und der experimentellen Befunde gehört zur Tradition der russischen psychiatrischen Kliniken. Es gibt in Rußland bereits seit 1880 psychologische Laboratorien an den Heilanstalten für Nerven- und Geisteskrankheiten (das Labor von A. A. Tokarski an der Klinik S. S. Korsakows, das von B. L. Teljatnikow und später das von G. A. Ossipowa an der Klinik Bechterews, das von A. S. Bernstein an der Klinik W. P. Serbskis und viele andere). Besondere Verdienste um die Entwicklung der Experimentalpsychologie in der psychiatrischen Klinik gebühren S. Korsakow. Auf sein Betreiben entstand 1894 das psychologische Laboratorium, dessen Leitung A. Tokarski übertragen wurde. Korsakow war es auch, der unablässig auf den lebenswichtigen Zusammenhang zwischen Psychologie und Psychiatrie verwies.

Eines der wichtigsten Probleme, zu deren Lösung Fakten aus der Psychologie herangezogen werden müssen, ist das Problem des Denkens und seiner Pathologie. Die Darstellung der Denkstörungen in den Lehrbüchern und Monographien (Kraepelin, Jaspers, S. Korsakow, W. A. Giljarowski, M. O. Gurewitsch, M. J. Sereiski, G. E. Sucharewa, T. P. Simson, W. P. Ossipow) beruhte auf den Erkenntnissen der zeitgenössischen Psychologie über die Gesetzmäßigkeiten des normalen Denkens. Es gibt jedoch nur wenige Spezialuntersuchungen zu allgemeinen Fragen der Pathologie des Denkens; hingegen begegnen wir in fast jeder Arbeit über klinische Einzelfragen Äußerungen zum Problem der Denkstörungen. Solche Untersuchungen zeitigten Beschreibungen der Denkstörungen bei verschiedenen psychischen Erkrankungen, die sich zwar durch Reichtum, Schärfe und Genauigkeit der Beobachtungen auszeichnen; aber diese Störungen wurden vom Standort der funktionalen Psychologie aus erklärt, für die die psychischen Prozesse isolierte, angeborene Fähigkeiten sind, die sich bei ihrer Entfaltung quantitativ vermehren und sich beim Zerfall ebenso quantitativ verringern. Derartige Erklärungen analysieren, welche Funktionen oder welche Beziehungen zwischen den Funktionen beim Zerfall des Denkens in Mitleidenschaft gezogen werden. Denkstörungen bei Epilepsie wurden also auf eine Störung der Gedächtnisfunktion, der Aufmerksamkeitsfunktion u. ä. zurückgeführt, in anderen Fällen auf die Störung anderer Bereiche der Psyche. Zum Beispiel leitete man Denkstörungen bei Schizophrenie aus der sogenannten „Grundstörung" ab. Es gab auch Versuche, Denkstörungen durch Affektion bestimmter Hirnzonen zu erklären.

Von der Konzeption getrennter angeborener Funktionen ausgehend, waren die Vertreter dieser Richtungen bestrebt, für jede nosologische Gruppe spezifische Denkstörungen zu finden. Auf diese Weise entstand eine Art Skala der Denkstörungen, die für Kranke dieser oder jener Nosologie charakteristisch sein sollten. So galt zum Beispiel die Räsonniersucht als ein Symptom der Schizophrenie. Dabei bemühte man sich, eine unterschiedliche Genese für Denkstörungen bei größeren organischen Erkrankungen und für solche bei Schizophrenie zu finden. Im ersten Fall wurden diese als Störungen des Intellekts oder seiner Voraussetzungen erklärt; Störungen der höheren Erkenntnisprozesse bei Schizophrenie betrachtete man hingegen als Denkstörungen. Die auf JASPERS zurückgehende scharfe Trennung der intellektuellen Tätigkeit vom Denken fußt auf den Lehrsätzen der Würzburger Schule, die das Denken als einen „seelischen Ablauf" ansieht, der in keinerlei Beziehung zur Lebenstätigkeit des Organismus stehe und von Wahrnehmung und Sprache losgelöst sei. Das theoretische Gerüst für diese Auffassungen lieferte die Philosophie BRENTANOS und HUSSERLS.

Stark ausgeprägt waren ferner Bemühungen, den Zerfall des Denkens vom Standpunkt der Gestaltpsychologie zu erklären; derzufolge soll das Denken nicht fähig sein, die Wirklichkeit widerzuspiegeln, und lediglich einen Zustand verkörpern, in den der Mensch bei der Apperzeption eines Objekts gerate.

In letzter Zeit lassen sich bei der Untersuchung der Denkstörungen zwei einander entgegengesetzte Richtungen erkennen: Die eine fußt auf der Reflextheorie von SETSCHENOW und PAWLOW; die andere geht aus von den Grundlagen der funktionalen Psychologie sowie von den eklektischen Verflechtungen derselben mit dem Freudianismus und der Gestaltpsychologie.

Seit 1950 bildet bei der Erforschung der Störungen in der Denktätigkeit die PAWLOWsche Richtung für die Arbeiten der sowjetischen Psychiater und Psychologen die Generallinie, desgleichen auch für einige Untersuchungen fortschrittlicher Gelehrter im Ausland. Die andere Richtung gewinnt unter amerikanischen und englischen Forschern sowie in einigen anderen Ländern an Boden. Diese Gegensätzlichkeit ist nicht zufällig: Das Problem des Denkens, das seines Aufbaus und folglich auch das seines Zerfalls, hängt mit einer Reihe von Wissenschaften gesellschaftlichen Charakters zusammen, und aus ebendiesem Grunde gehen die geistigen Auffassungen auf diesem Gebiet so weit auseinander.

Eine vorherrschende Richtung der Psychologie in den Vereinigten Staaten ist bis auf den heutigen Tag die Gestaltpsychologie. Die Arbeiten WERTHEIMERS, KÖHLERS und DUNCKERS inspirierten eine Reihe von Untersuchungen, in denen man danach strebt, Denkstörungen bei Schizophrenie durch Zerfall der „Kategorialität", durch Störung der „Denkstruktur" (HANFMAN, KASANIN) zu erklären. Den Ansichten anderer Autoren zufolge bedeutet der Denkzerfall bei Schizophrenie einen Regress auf niedrigere phylogenetische Entwicklungsstufen.

In mehreren Arbeiten anderer ausländischer Autoren werden Denkstörungen als Minderung einer isolierten Funktion betrachtet, die sich quantitativ ausdrücken lasse.

In einigen englischen Arbeiten finden sich Analysen psychischer Störungen, die von der Voraussetzung hirnlokalisierter Einzelfunktionen ausgehen.

Es muß jedoch festgestellt werden, daß die ausländische Literatur der letzten Jahre im ganzen doch nur wenige Arbeiten zum Problem der Denkstörungen aufzuweisen hat. Das hat folgende Ursachen: Einmal stehen bei einem großen Teil der Anstaltspsychologen keineswegs Probleme der Psychopathologie und Destruktion der Erkenntnisfunktionen im Mittelpunkt des Interesses. In ihren „Kompetenzbereich" fällt nicht so sehr die Analyse der Störungen des psychischen Geschehens als vielmehr die Untersuchung gesonderter individualpsychologischer Eigenarten der Kranken (Lagache, teilweise Pichot). Ferner wird den Störungen der Denktätigkeit deshalb so mangelhaftes Interesse entgegengebracht, weil die psychopathologischen Symptome nicht als Veränderungen der kortikalen Neurodynamik (und, was daraus folgt, die psychischen Störungen nicht als Destruktionen des Widerspiegelungsprozesses) ausgelegt werden, sondern zum Beispiel als Symptom eines „Spiels" der Libidobedürfnisse.

Die Untersuchungen der letzten Jahre über die Entwicklung des Denkens und seiner Störungen basieren in der Sowjetunion auf der marxistisch-leninistischen Erkenntnislehre und der psychologischen Reflextheorie von Setschenow und Pawlow.

So gibt es zahlreiche Arbeiten über die Pathopsychologie der Denkstörungen. Diese Untersuchungen verfolgen das Ziel, die Dynamik der Nervenprozesse und der induktiven Wechselbeziehungen zwischen den Signalsystemen bei verschiedenen Erkrankungen zu erforschen.

Bereits 1934 untersuchte A. G. Iwanow-Smolenski die pathophysiologischen Grundlagen des inkohärenten Sprechens bei Schizophrenen. A. S. Tschistowitsch gelang es durch Anwendung des assoziativen Experiments, bei Schizophreniekranken mit zerfahrenem Denken die Existenz niederer Reaktionen vom Typ der Echolalie sowie Konkretheit und Rededrang bei den Antworten nachzuweisen.

Eine Vielzahl von Arbeiten ist der Untersuchung der Phasenzustände (W. A. Kononjatschenko, S. D. Kaminski, W. I. Sawtschuk) und der Störung in der Beweglichkeit der Nervenprozesse bei verschiedenen psychischen Erkrankungen (D. E. Melechow, W. M. Kamenskaja) gewidmet. M. I. Seredina und A. S. Remesowa beobachten bei Epilepsie Störungen im Wechselverhältnis der Signalsysteme.

Veränderungen der induktiven Beziehungen zwischen den beiden Signalsystemen bei Psychosen werden von Iwanow-Smolenski und seinen Mitarbeitern (N. G. Miroljubow, W. K. Fadejewa, N. G. Garzstein, T. B. Strokina) sowie vom Kollektiv des Laboratoriums für Psychopathologie der höheren Nerventätigkeit des Menschen am I. E. M.* der Medizinischen Akademie der UdSSR

* Insitut für experimentelle Medizin der Sowjetunion (Anm. d. Red.).

(L. B. Hakkel und D. A. Kaufman vom Laboratorium des Akademiemitgliedes L. A. Orbeli) erforscht.

Großen Raum nehmen Untersuchungen über die höhere Nerventätigkeit bei Schizophrenie ein (E. A. Popow, G. A. Ruschkewitsch, W. P. Protopopow, D. W. Orlow). Diese Forschungen sind bedeutsam, weil sie Licht auf die physiologischen Mechanismen der Denkstörung werfen. Jedoch kann dabei das Denken als psychischer Prozeß wegen des Charakters der Experimentalmethoden nicht studiert werden.

Die Arbeiten der Anstaltspsychologen befassen sich im wesentlichen mit der Analyse der Denkstörungen, die bei den verschiedenen Formen von Psychosen auftreten. Eine beträchtliche Zahl von Abhandlungen befaßt sich mit der Störung des Denkens bei Schizophrenie. Darin wird untersucht, welche Veränderungen bei dieser Erkrankung die jeweiligen Denkaspekte wie Analyse und Synthese, Abstraktion und Verallgemeinerung erfahren. L. S. Wygotski verweist darauf, daß die Besonderheit der Denkstörung bei Schizophrenie im Zerfall der Begriffsbildung liege. Er betont dabei, dies sei nicht die „Grundstörung" durch den schizophrenen Prozeß, sondern nur ihre Folge — die Folge einer schnell einsetzenden Hemmung. Arbeiten von M. S. Lebedinski und A. M. Schubert sind Störungen des Denkens und Sprechens bei Schizophrenie gewidmet. M. P. Kononowa untersuchte Denkstörungen bei Halbwüchsigen.

Viele Arbeiten von Anstaltspsychologen befassen sich mit der vergleichenden Klassifikation der Denkstörungen bei Schizophrenen und Epileptikern. A. N. Salmanson zeigt in seiner Monographie, daß das Denken der Schizophrenen durch Zerfall der Analyse gekennzeichnet ist, bei Epileptikern indes durch Zerfall der Synthese. In den frühen Arbeiten von G. B. Birenbaum und B. W. Zeigarnik wird der pseudoabstrakte Charakter der Urteile von Schizophrenen und die übersteigerte Konkretheit des Denkens bei Epileptikern nachgewiesen.

Bei all diesen Untersuchungen aus den dreißiger Jahren neigte man dazu, Störungen des Denkens als Zerfall der Begriffsbildung zu betrachten. Andere Aspekte der Denkstörungen wurden hingegen wenig beachtet.

Eine ganze Reihe von Arbeiten ist der Störung der intellektuellen Tätigkeit bei Hirntraumen und Gefäßerkrankungen des zentralen Nervensystems gewidmet. E. A. Korobkowa, N. M. Kostomarowa, I. E. Russer, S. Sagalowa, A. M. Schubert und B. W. Zeigarnik wiesen bei Hirntraumen Denkstörungen in Form von Leistungsschwäche und Verlangsamung des Denkens nach; mehrere Arbeiten befassen sich damit, die Art der Abhängigkeit zwischen der Störung der Denktätigkeit und der Lage des Affektionsherdes zu bestimmen (W. K. Bubnowa, E. A. Jewlachowa, B. W. Zeigarnik, M. S. Lebedinski u. a.).

In letzter Zeit erschien eine Serie von Untersuchungen über das Denken geistig zurückgebliebener Kinder, in der die Besonderheiten ihrer verschiedenen Denkweisen genau analysiert werden. I. M. Solowjow zeigt, daß bei geistig zurückgebliebenen Kindern an Stelle des Verallgemeinerns ein Vergleichen der früheren Kenntnisse mit den Elementen der neuen Aufgabe stattfindet und daß das geistig zurückgebliebene Kind nicht imstande ist, das Allgemeine in der Vielfalt des Einzelnen zu sehen. Das Schema, die alte Schablone einer früheren Aufgabe, versucht das geistig zurückgebliebene Kind auf die neue anzuwenden.

Die Störung der Erkenntnisfunktionen beim geistig zurückgebliebenen Kind behandelt L. B. Sankows Arbeit „Die psychologischen Besonderheiten bei Schülern der jüngeren Hilfsschulklassen". Der Autor zeigt, daß für Kinder dieser Art die Hauptschwierigkeit im Übergang zu Denkaufgaben liege, deren Lösung eine Änderung des bisher gewohnten Handlungsmodus erfordert.

Derselben Frage gilt auch die Arbeit von A. I. Lipkina. Störungen der Erkenntnisfunktionen werden von A. R. Lurija und seinen Mitarbeitern (A. I. Mestscherjakow, O. K. Tichomirow, E. D. Chomskaja u. a.) untersucht. Ihre Arbeiten analysieren die Bildung der Erkenntnisprozesse bei Schwachsinnigen und die Rolle, die die Sprache darin spielt.

Beträchtliches Erfahrungsmaterial ist ebenfalls von Psychologen an psychiatrischen Kliniken (A. M. Schubert, M. P. Kononowa, E. A. Korobkowa, M. S. Lebedinski, B. W. Zeigarnik, S. J. Rubinstein) in unveröffentlichten Experimentaluntersuchungen zusammengetragen worden, die auf wissenschaftlichen Tagungen referiert wurden. Jedoch haben diese Untersuchungen — das gilt auch für unsere Arbeiten — Detailcharakter. Sie sind dem Studium einzelner Teilfragen gewidmet, ihnen fehlt ein einheitliches Begriffssystem; überdies enthalten sie wenig Vergleichsmaterial.

Es ist somit unumgänglich geworden, die Störungen des Denkens vom Standpunkt der modernen sowjetischen Psychologie einer Analyse zu unterziehen.

Verweilen wir kurz bei den Grundthesen der sowjetischen Psychologie zum Problem des Denkens.

Das Denken wird in der materialistischen Psychologie als höhere Gehirnfunktion definiert, die in einer verallgemeinerten und mittelbaren Widerspiegelung der Wirklichkeit besteht. Historisch betrachtet entwickelte sich das Denken von anschaulich konkreten, bildhaften zu abstrakten Formen. Zur Kennzeichnung des dialektischen Weges, den die Erkenntnis der objektiv existierenden Welt durchläuft, schrieb W. I. Lenin: „Vom lebendigen Anschauen zum abstrakten Denken *und von diesem zur Praxis* — das ist der dialektische Weg der Erkenntnis der *Wahrheit*, der Erkenntnis der objektiven Realität."* Die marxistisch-leninistische Erkenntnistheorie lehrt uns, daß der Prozeß der Widerspiegelung der Wirklichkeit zwei Erkenntnisstufen impliziert: das sinnliche Anschauen und das rationale Denken. Zur Hervorhebung der dialektischen Einheit dieser beiden Erkenntnisstufen verweisen die Klassiker des Marxismus-Leninismus darauf, daß erst die rationale Stufe die Möglichkeit biete, das Wesen der Dinge und Erscheinungen in Natur und Gesellschaft zu ergründen. „Die Vorstellung kann die Bewegung nicht *in ihrer Ganzheit* erfassen, zum Beispiel erfaßt sie die Bewegung mit einer Schnelligkeit von 300000 km in der Sekunde nicht, aber das *Denken* erfaßt sie und soll sie erfassen."** Die rationale Erkenntnis beschränkt sich nicht auf die Widerspiegelung

* Lenin, W. I., Aus dem philosophischen Nachlaß. Dietz Verlag, Berlin 1958.
** Lenin, W. I., a. a. O., S. 152

des Einzelnen, des Details, sie spiegelt die Wesenszusammenhänge der Außenwelt wider.

Der Erkenntnisprozeß äußert sich nicht nur im Übergang von der sinnlichen zur rationalen Erkenntnis, sondern auch in der ständigen Bewegung von der Praxis zum theoretischen Denken und umgekehrt. „Die Erkenntnis beginnt mit der Praxis; hat man durch die Praxis theoretische Kenntnisse erworben, muß man wiederum zur Praxis zurückkehren."*

Dieser Vorgang, der die Realität am vollständigsten widerspiegelt, ist nur durch die Sprache möglich, die nach den Worten von KARL MARX die „unmittelbare Wirklichkeit des Denkens" ist.

Diese allgemeinen Prinzipien der marxistisch-leninistischen Erkenntnislehre bilden das Fundament für die Auffassungen der sowjetischen Psychologen vom Wesen der psychischen Vorgänge, darunter auch des Denkens. In den grundlegenden Arbeiten sowjetischer Psychologen (S. L. RUBINSTEIN, A. A. SMIRNOW u. a.) wird das Denken als spezifische Form der Tätigkeit, der theoretischen Tätigkeit, betrachtet, die sich in der menschlichen Praxis formt. Große Bedeutung für das Verständnis der Natur der Denktätigkeit hat die Untersuchung ihrer Entwicklung, wie sie in letzter Zeit von verschiedenen sowjetischen Psychologen vorgenommen wurde.

In den dreißiger Jahren äußerten bereits die sowjetischen Psychologen L. S. WYGOTSKI und A. N. LEONTJEW den Gedanken, daß sich die psychischen Eigenschaften im Prozeß der ontogenetischen Entwicklung herausbilden. Gegenwärtig ist diese Auffassung nicht mehr eine allgemeine philosophische These, sondern das Ergebnis einer Reihe empirischer Untersuchungen.

Die Untersuchungen von P. J. GALPERIN, A. N. LEONTJEW und ihren Mitarbeitern haben gezeigt, daß die geistigen Prozesse aus Handlungen mit äußeren Gegenständen hervorgehen. Besonders deutlich geht dies aus den Arbeiten von GALPERIN hervor. GALPERIN beweist, daß jeder Aneignungsprozeß bei Handlungen mit konkreten Gegenständen seinen Anfang nimmt. Um diese Annahme zu untermauern, führt er die Ergebnisse seiner Untersuchung über Rechenoperationen von Kindern an. Diese würden anfangs in Form einer äußeren Handlung durchgeführt — als reales Verschieben von Gegenständen. Das Kind müsse zum Beispiel Streichhölzer zählen. In der Folge ändere sich dieser unter Nennung der Zahlen sich abspielende Vorgang: Die Bewegungen der Hand werden durch Augenbewegungen ersetzt; das Kind zählt nunmehr die Streichhölzer, ohne sie zu berühren, aber es schaut doch jedes einzelne an. Später nimmt das Kind die Zählung in Worten vor, sodann „für sich", „im Geiste". Folglich beginnt der Aneignungsprozeß als konkretes Handeln mit Gegenständen.

Im weiteren Ablauf verliert der Aneignungsprozeß den Charakter einer äußeren Objekthandlung, er wird in äußerer Rede fortgesetzt; „dadurch wird er von den konkreten gegenständlichen Bedingungen abstrahiert und nimmt einen allgemeineren Charakter an." Es vollzieht sich, mit den Worten des Autors, eine

* MAO-TSE-TUNG, Über die Praxis, Dietz Verlag, Berlin 1958, S. 19.

spezifische „Verkürzung des Prozesses“, seine Automatisierung, seine Verwandlung in ein dynamisches Stereotyp.

Leontjew bezeichnet diesen Übergang als Augenblick der Entstehung eines Mechanismus der entsprechenden „psychischen Funktion“ und verweist dann darauf, daß viele Glieder des Prozesses überflüssig werden und keine Stützung mehr erfahren; sie werden gehemmt und fallen weg. Mit dieser Verkürzung des Prozesses vollziehe sich gleichzeitig eine Festigung der entsprechenden Reflexverbindungen des „reduzierten Systems“.

A. W. Saporoshez verfolgt diesen Gedanken an Hand seiner Untersuchung der willkürlichen Bewegungen beim Kleinkind. Er beweist auf Grund experimenteller Daten, daß in den frühen Altersstufen die Regulierung der Bewegung mittels einer entfalteten orientierend-empirischen Tätigkeit verläuft, die den Charakter einer motorisch-apperzeptiven Situationserfassung trägt. Auf deren Grundlage baue sich dann die visuelle Orientierung auf, die keines unmittelbaren Kontakts mehr zum Objekt bedarf. Im gleichen Maße, wie sich beim Kleinkind dauerhafte Stereotype der Orientierungsreaktionen herausbilden, werden Voraussetzungen für höhere Formen der Bewegungssteuerung geschaffen. „Die genannten Stereotype verbinden sich mit dem Wort und können in Abwesenheit unmittelbar wahrgenommener Tätigkeitsbedingungen durch das Wort aktualisiert werden.“

Alle diese Daten ermöglichten es unseren Psychologen, die Entwicklung des theoretischen Denkakts zu erklären, und zwar durch den Grundsatz, daß unsere theoretische Tätigkeit sich aus der äußeren entwickelt, daß sowohl die allgemeinen wie die besonderen Eigenschaften der Psyche das Produkt der ontogenetischen Entwicklung im Lern- und Erziehungsprozeß sind. Sie sind das „Produkt der Erfahrung der angeeigneten Handlungen, die im Kopfe der Menschen widergespiegelt und umgewandelt wird“.

Diese Auffassung der sowjetischen Psychologie über die psychischen Vorgänge setzt die Anerkennung der reflektorischen Natur der Psyche voraus und stützt sich auf die Lehre von Setschenow und Pawlow. Setschenow äußerte bereits in seinen „Elementen des Denkens“ die Annahme, daß das Denken mit der Bildung von Vorstellungen über einen Gegenstand beginne und unmittelbar auf ein „außersensorisches Gebiet“ übergehe. Setschenow zeigt, daß abstrakte Begriffe, zum Beispiel mathematische wie Gleichartigkeit oder Unveränderlichkeit, unter dem Einfluß des Handelns mit Realitäten entstanden sind, „den Gegebenheiten der Wirklichkeit entlehnt, lediglich mit dem Unterschied, daß in den mathematischen Größen diese Eigenschaften sozusagen auf das Ideal reduziert sind, indes sie in den realen Dingen nur eine Annäherung an das Material darstellen“. Er beschließt sein Werk „Die Elemente des Denkens“ mit den Worten: „Der Übergang des Denkens aus der Erfahrungssphäre in die außersensorische verläuft auf dem Wege ständiger Verallgemeinerung. In diesem Sinne bildet die letztere die natürliche Fortsetzung der vorangegangenen Entwicklungsphase, die sich von ihr nicht modal und folglich auch nicht im Prozeß des Denkens unterscheidet.“ *

* Сеченов, И. М., Избранные произволения, Т. I (Setschenow, I. M., Ausgewählte Werke, Bd. I) 1952, S. 426.

Die Auffassung der sowjetischen Psychologie über das Denken als eine aus der Praxis erwachsene Tätigkeit beruht auf der Pawlowschen Lehre von der reflektorischen Tätigkeit des Gehirns. Der Reflex ist die in der Hirnrinde realisierte Verbindung des Organismus zur Umwelt. Eine zeitweilige Verbindung ist nach der Lehre Pawlows das „Schließen der Leitbahnen zwischen den Umwelterscheinungen und den Reaktionen des lebenden Organismus auf sie“. Die Bildung zeitweiliger Verbindungen stellt somit einen Widerspiegelungsprozeß dar, den Entstehungsprozeß der Kenntnisse über Dinge und Erscheinungen.

Mit ihrem Grundsatz von der reflektorischen Natur des Denkens verwerfen die sowjetischen Psychologen zugleich die Behauptungen der sogenannten funktionalen Psychologie, die das Denken als angeborene Eigenschaft, als eine „Funktion“ ansieht, die sich bei Entwicklung quantitativ vergrößere und im pathologischen Stadium ebenso quantitativ abnehme.

Die sowjetischen Psychologen gehen in ihren Arbeiten bei der psychologischen Analyse der Natur des Denkens noch einen Schritt weiter.

Die psychologische Erforschung des Denkens, seiner Entstehung und seiner Entfaltung, besteht im Aufdecken seiner Gesetzmäßigkeiten als analytisch-synthetische und verallgemeinernde Tätigkeit, in der sinnliche und rationale Erkenntnis miteinander verschmolzen sind. S. L. Rubinstein sieht die wichtigste Aufgabe der sowjetischen Psychologen „nicht nur darin, den Übergang von der einen Stufe zur andern aufzuspüren, sondern ganz besonders darin, auf jeder Stufe die inneren Gesetzmäßigkeiten der grundlegenden Denkvorgänge aufzudecken“.*

Das Denken, eine spezifische Art der menschlichen Tätigkeit, tritt als Zusammenspiel vielfältiger Operationen in Erscheinung; die wichtigsten davon sind Analyse und Synthese, Verallgemeinerung und Abstraktion.

Die Lehre von der reflektorischen Natur des Psychischen impliziert die Charakterisierung der psychischen Handlung als Prozeß, „die Vorstellung, daß der psychische Akt ein Prozeß ist, muß als fundamental angesehen werden“.**

Selbst so elementare psychische Vorgänge beim Menschen wie Empfindung und Wahrnehmung sind Prozesse in dem Sinne, daß sie in der Zeit verlaufen und eine gewisse veränderliche Dynamik aufweisen. Die Aufdeckung des reflektorischen Prinzips all dieser Akte, selbst der elementarsten, hat deren vielschichtige, prozessuale Struktur besonders klar zur Geltung gebracht. Sie äußert sich in jedem menschlichen Denkakt auf ihrer höchsten Stufe.

Bei der Analyse des Denkens als einer spezifischen Tätigkeit muß auch dessen Zielgerichtetheit berücksichtigt werden.

Die Denktätigkeit besteht ja nicht nur in dem Vermögen, Umwelterscheinungen zu erkennen, sondern auch darin, dem gestellten Ziel entsprechend zu

* Рубинстейн, С. Л, Психологическая воззрения И. М. Сеченова и психологическая наука. (Rubinstein, S. L., Die psychologischen Ansichten Setschenows und die Psychologie). „Woprossy психологии“, H. 5/1955, S. 33.

** Сеченов, И. М., Избранные физиологические и психомогические произведения. (Setschenow, I. M., Ausgewählte physiologische und psychologische Werke), 1947, S. 251—252.

handeln. Der Denkprozeß ist ein aktiver zielstrebiger Prozeß, der auf die Lösung einer bestimmten Aufgabe gerichtet ist. Damit das Ergebnis seiner Tätigkeit dem gestellten Ziel entspricht, muß der Mensch denkend seine Handlungen und Urteile mit den objektiven Bedingungen der Wirklichkeit vergleichen, muß er imstande sein, sich selbst zu kontrollieren, die Situation und die eigenen Möglichkeiten richtig einzuschätzen. Setschenow deutete mehrfach darauf hin, daß das Denken nicht nur die Wirklichkeit widerspiegele, sondern auch als Regulator der Handlungen diene. Einen ähnlichen Standpunkt vertritt Pawlow, wenn er im „Mittwochkolloquium" vom 4. Dezember 1935 auf die „. . . regulierenden und korrelierenden Einflüsse der verbalen Allgemeinbegriffe, die die Gesetze des Lebens in sich widerspiegeln und die es nicht zulassen, daß in den Vorstellungen Verbindungen existieren, die den in der Wirklichkeit vorhandenen Verbindungen widersprechen", hinweist.* Den Denkprozeß zeichnet somit das Vorhandensein einer Kontrollfunktion aus. Sowjetische Psychologen weisen nach, daß das Denken durch die Kontrolle als bewußter Prozeß charakterisiert ist. Rubinstein betont, daß ein Irrtum nur in einem Denkvorgang möglich sei, dessen Subjekt mehr oder weniger bewußt die Resultate des Denkprozesses mit den objektiven Daten vergleicht, und daß „die Möglichkeit, einen Irrtum zu erkennen, ein Privileg des Denkens ist".

Bei der Aufzählung der Eigenschaften, die dem Verstand zukommen, hebt B. M. Teplow den kritischen Charakter hervor und wertet diesen als „das Vermögen, die Denkarbeit scharf zu beurteilen, jedes Für und Wider der sich abzeichnenden Hypothesen genau zu wägen und sie einer allseitigen Kontrolle zu unterziehen". Eine adäquate Denktätigkeit, die auf die Erfüllung irgendeiner Aufgabe gerichtet ist, muß folglich die Möglichkeit der Kritik einschließen.

Die Anschauungen der sowjetischen Psychologen über das Denken bestehen, kurz zusammengefaßt, in Folgendem: Es wird als Tätigkeit definiert, die sich im Verlauf des Lebens bildet, in Abhängigkeit jedoch von Lernen und Erziehung; es stellt einen Prozeß dar, der eine eigene Dauer und Dynamik aufweist; es ist auf die Erfüllung eines Ziels gerichtet und reguliert unsere Handlungen. Wie jede Tätigkeit verfügt es über eigene Operationen und Ausführungsmethoden.

Von dieser Charakteristik des Denkens ausgehend, haben wir versucht, seine Störungen, wie wir sie in der Klinik beobachten konnten, zu analysieren.

Wir bemühten uns, durch Untersuchung einer ausreichenden Anzahl typischer Fälle verschiedener Krankheiten jene realen Veränderungen zu studieren, die bei der Denktätigkeit auftreten, und sie nach Sachverhalten zu gruppieren. Wir hielten uns bei dieser Aufgabe an die folgende Hypothese:

Es ist abwegig anzunehmen, daß sich die verschiedenen Arten von Denkstörungen als Symptome erweisen, die nur für bestimmte Krankheiten spezifisch sind; es ist zum Beispiel unwahrscheinlich, daß sich eine bestimmte Art von Denkstörungen für Schizophrene aller Formen und Stadien als typisch herausstellen sollte, desgleichen auch bei den verschiedenen posttraumatischen Zuständen. Wir

* Pawlw, I. P., Mittwochkolloquien, Bd. III. Akademie Verlag Berlin 1956, S. 313.

nahmen an, daß sich jene allgemeinen Denkstörungen, die infolge einer Klassifikation unserer experimentellen Daten auftauchen könnten, teilweise, jedoch keineswegs ständig mit den jeweiligen Krankheitsarten decken müßten. Die Vielfalt der klinischen Formen von Funktionsstörungen des Denkens ist durch Verquickung der einzelnen Arten von Denkstörungen mit anderen Krankheitssymptomen, mit Eigenarten der Persönlichkeit des Patienten, durch eine mögliche Kompensation u. ä. zu erklären.

Die Durchsicht des Materials lenkte unsere Aufmerksamkeit auf das allgemeinere theoretische Problem der Wechselbeziehung zwischen Zerfall und Entwicklung. Jede Erkrankung der Großhirnrinde zieht in erster Linie die phylogenetisch späteren, das heißt jüngeren Bildungen in Mitleidenschaft. Aus dieser Tatsache, die im Hinblick auf die Konzeption einer stetigen Entwicklung von Bedeutung ist, werden mitunter unrichtige, spekulative Schlußfolgerungen gezogen. Diese laufen darauf hinaus, daß die psychischen Prozesse der Kranken auf einer Rückentwicklung der Psyche auf frühere Entwicklungsstufen beruhen. Uns erschien die Annahme ungerechtfertigt, daß die spezifischen Formen und Modi des Denkens und der Sprache im Zerfallstadium sozusagen als ein Negativ ihrer Entwicklung auftreten könnten. Das ist deshalb nicht zu erwarten, weil die Formung des Denkens von der Erziehung und Ausbildung des Individuums abhängt, das heißt von gesellschaftlich bedingten Prozessen, während die Krankheit nach biologischen Gesetzmäßigkeiten verläuft.

I.

Charakteristik der Kranken und Untersuchungsverfahren

Charakteristik der Kranken

Unsere Untersuchungen wurden im psychologischen Labor des wissenschaftlichen Forschungsinstituts für Psychiatrie am Gesundheitsministerium der RSFSR und teilweise auch im psychologischen Labor des Neurochirurgischen Hospitals WIEM* (3120) durchgeführt. Die Daten unserer experimentalpsychologischen Untersuchung wurden von Klinikern als Hilfsmaterial für wissenschaftliche und praktische Zwecke verwendet. An unser Labor wurden Patienten mit verschiedenen Erkrankungen und Zuständen überwiesen. Wir konnten daher das gesamte klinische Material auswerten, das uns nach Auswahl der Patienten mit Denkstörungen zur Verfügung stand. Eine derart umfassende Ausnutzung von Material hat ihre Vorzüge, denn dadurch stehen für unsere Untersuchung konkrete, und nicht künstlich ausgewählte Fakten zur Verfügung, dagegen bereitet sie bei der Klassifikation gewisse Schwierigkeiten.

Verweilen wir kurz bei der Charakteristik des Materials. Es wurden von uns 425 Patienten mit verschiedenen Krankheiten untersucht.

Die Schizophrenen verteilten sich sowohl hinsichtlich ihres Zustands wie der Form der Erkrankung auf verschiedene Kategorien. Sie wurden von Kliniken an

Tabelle 1

Aufschlüsselung der Kranken nach Diagnose

Schizophrenie	Großhirnverletzungen	Epilepsie	Gefäßerkrankungen des zentralen Nervensystems	Manische, Depressionen, Psychosen, manische Zustände	Oligophrenie	Enzephalitis	Progressive Paralyse
125	115	50	55	15	25	20	20

unser Labor überwiesen, die sich mit der Wirkung verschiedenartiger Therapien und mit der Struktur des schizophrenen Defekts befaßten.

Die Gruppe der Patienten mit traumatischer Affektion des Großhirns setzte sich zusammen: 1. aus Kranken im subakuten Stadium der Folgen einer Großhirn-

* Institut für experimentelle Medizin der Sowjetunion (Anm. d. Red.).

verletzung (Krankenhauspatienten) und 2. aus Kranken, die unter den mittelbaren Folgen einer traumatischen Hirnaffektion litten (Patienten der klinischen Abteilungen des Instituts). Die Kranken wurden von solchen Klinikern an unser Labor verwiesen, die verschiedene Typen des Verlaufs einer Großhirnläsion studierten. Der Zustand dieser Patienten war sehr unterschiedlich. Bei einem Teil zeichnete sich ein asthenischer Symptomkomplex ab; bei den anderen herrschte ein Defekt vor.

Zu den Patienten mit Gefäßerkrankungen gehörten Fälle von Arteriosklerose des Großhirns sowie von Hypertonie mit zerebralen Begleiterscheinungen. Bei der einen Gruppe herrschte der asthenische Zustand vor, bei der anderen traten Symptome organischen Schwachsinns auf. Die Patienten mit Gefäßerkrankungen wurden von den Klinikern zur Präzisierung der Diagnose und der intellektuellen Minderung an das psychologische Labor überwiesen.

Ein großer Teil der Epileptiker wurde zu uns geschickt, um die Dynamik ihres Zustands im Zusammenhang mit der angewandten Behandlung zu klären.

Der größte Teil der Patienten mit progressiver Paralyse wurde im Zusammenhang mit der applizierten Heilbehandlung zur Klärung der Dynamik ihres Zustands an unser Labor überwiesen. Es handelte sich bei ihnen hauptsächlich um Demenzformen.

Untersuchungsmethoden

Die Wahl konkreter experimenteller Untersuchungsverfahren gehört nicht nur in den Bereich methodischer, sondern auch in den methodologischer Fragen.

Die Abkehr davon, psychische Prozesse als angeborene Eigenschaften, als „Funktionen“ zu betrachten, und die Analyse der psychischen Erscheinungen vom Standpunkt der Reflextheorie SETSCHENOWS und PAWLOWS aus ändern das Vorgehen beim Aufbau eines Experiments und bei der Auswertung seiner Resultate. Darum wollen wir, bevor wir zur Beschreibung der von uns angewandten konkreten Methoden schreiten, noch kurz bei den allgemeinen Prinzipien der experimentalpsychologischen Untersuchungen verweilen.

Die Auffassung der psychischen Vorgänge als angeborene Funktionen, die sich bei Entwicklung und Zerfall quantitativ verändern, führte zu dem Gedanken, eine quantitative Messung dieser Funktionen vorzunehmen, und rief die Idee von einer einheitlichen „Meß“-psychologie auf den Plan. Die Untersuchung des Zerfalls einer Funktion bestand demnach darin, den Grad einer quantitativen Abweichung vom „normalen Standard“ zu fixieren. Auf diesem Prinzip der quantitativen Messung der Abweichungen angeborener Eigenschaften beruhten die psychologischen Untersuchungsmethoden in psychiatrischen und neurologischen Kliniken. Sie wurden im psychologischen Labor der Klinik KRAEPELINS angewandt, das unter der Leitung WUNDTS stand. Einen besonderen Höhepunkt erfuhr diese Richtung in den Untersuchungen unseres Neuropathologen ROSSOLIMO, dessen Ergebnisse zur Aufstellung sogenannter „Rossolimoprofile“ führte.

Später hat dieses Verfahren der Messung psychischer Funktionen (Testverfahren) bei der Auswahl der Kinder für die Hilfsschulen (pädologische Untersuchungen) breite Anwendung gefunden.

Die Untersuchung Kranker mit Hilfe des „Testverfahrens" konnte weder die qualitative Seite der Störung noch deren Abhängigkeit von den Lebensbedingungen berücksichtigen. Ebenso blieben die Möglichkeit und die Wege einer Kompensierung der veränderten Funktion im Dunkeln. Es wurden lediglich Daten, die sich auf ein qualitativ ungeklärtes Symptom bezogen, gemessen und statistisch berechnet.

Eine solche rein quantitative Untersuchungsmethode bietet bestenfalls die Möglichkeit, Schlüsse über den Grad der erworbenen Kenntnisse zu ziehen, nicht aber über die Möglichkeit ihrer weiteren Entwicklung; in den kapitalistischen Ländern könnten Kinder begüterter Eltern bei einer solchen Prüfung umfassendere Kenntnisse zeigen und würden infolgedessen in Schulen mit höherem Unterrichtsniveau aufgenommen werden.

Nach dem Beschluß der ZK der KPdSU über die Pädologie rückten die an Kliniken arbeitenden sowjetischen Psychologen von den „Testuntersuchungen" ab. Gegen ähnliche Untersuchungen werden auch im Ausland die Stimmen fortschrittlicher Pädagogen laut (vgl. die Arbeit des Engländers Brian Simon). Jedoch bleibt das Testverfahren bis auf weiteres die Hauptmethode der klinischen Psychologen im Ausland. In den zahlreichen dort erschienenen Monographien und Aufsätzen, die der experimentalpsychologischen Untersuchung der Kranken in den letzten Jahren gewidmet werden, dominieren Methoden der Testuntersuchung bis hin zur IQ-Feststellung. So sind zum Beispiel folgende Werke der Beschreibung dieser Prüfverfahren gewidmet: die zweibändige Monographie von André Rey „Monographie der klinischen Psychologie" („Monographie de psychologie clinique"), 1952, die Monographie von Daniel Brower „Fortschritt in der klinischen Psychologie" („Progress in clinical Psychology"), 1952, die Arbeit von S. Pflugfelder „Psychologische Untersuchungen der Bewußtseinsstörung bei Insulintherapie", 1951, und die Arbeit von O. Pittrich „Denkstörungen bei Hirnverletzten", 1944.

Neben der rein quantitativen Methode der Testverfahren kam neuerdings in der klinischen Psychologie des Auslands die Tendenz auf, sogenannte projektive Untersuchungsverfahren anzuwenden. Der Wesenskern dieser Methode ist folgender: Die Aufgabe, die dem Prüfling gestellt wird, sieht keinerlei festumrissene Lösungsinstruktionen vor. Im Unterschied zum „Test", der die Erfüllung einer Aufgabe mit bestimmten Bedingungen erfordert, soll bei der „projektiven" Methode eine Aufgabe dem Prüfling lediglich Gelegenheit geben, seine Erlebnisse sowie die Besonderheiten seiner Persönlichkeit und seines Charakters zu offenbaren. Nach den Worten des französischen Psychologen Ombredane spiegelt sich mittels dieser Methodik die Persönlichkeit wider „wie ein Objekt auf einer Leinwand". Daher die Bezeichnung „projektive Methode".

Als konkrete Methode gelten die Rorschach-Klecksbilder, die dem Prüfling zur Beschreibung vorgelegt werden. Ihr Prinzip ist folgendes: Auf einem Blatt sind bizarre, symmetrisch verteilte Kleckse abgebildet, die keinerlei Sinn ergeben. Der Untersuchte muß berichten, was er sieht.

In letzter Zeit werden außer den RORSCHACH-Tafeln auch verschiedenartige Bilderserien vorgelegt (z. B. TAT-Test).

Diese Methode verkörpert in ihrem Wesen das Gegenteil des Testverfahrens und soll nach Ansicht ihrer Urheber die qualitative Beurteilung des Verhaltens erbringen. Das Testverfahren gestattete lediglich eine Beurteilung der Arbeitsergebnisse, während der Arbeitsvorgang selbst, das Verhältnis des Untersuchten zur Aufgabe, die Motive, die ihn bewogen, die eine oder andere Handlungsweise zu wählen, kurz, die gesamte qualitative Seite der Tätigkeit des Prüflings sowie dessen persönliche Anlagen und Bestrebungen bei dieser Methode nicht berücksichtigt werden konnten und auch nicht berücksichtigt werden sollten. Bei der „projektiven" Methode hingegen traten die Effekte der Handlungen, die quantitative Berechnung der unterlaufenen Fehler oder der richtigen Lösungen nicht in Erscheinung. Das Problem einer falschen oder richtigen Lösung stand überhaupt nicht zur Diskussion. Diese Methode bot die Möglichkeit, Persönlichkeitsreaktionen des Patienten, den Charakter der sich dabei ergebenden Assoziationen und die Beziehung des Untersuchten zu diesen Assoziationen aufzudecken. Mit einem Wort, nach der Idee der Urheber dieser „projektiven" Methode sollte durch sie die Persönlichkeit des Untersuchten enthüllt werden. Und sie bezeichnen ihre Arbeitsweise häufig als „klinisches Herangehen an die Psyche des gesunden Menschen".

Analysiert man jedoch, welche Art von Persönlichkeitserlebnissen und Anlagen gemeint sind, dann stellt sich heraus, daß die Prüfer bemüht waren, „unbewußte" Motive und Wünsche des Prüflings zu fixieren und das Spiel der „Komplexe" aufzudecken.

Hatte man mit der Testmethode versucht, zersplitterte Erkenntnisprozesse quantitativ zu bestimmen und zu messen, so trachtet man nun mit Hilfe der „projektiven" Methode danach, „verborgene", „verdrängte" Erlebnisse einzufangen. Es ist kein Zufall, daß die Auslegung der Ergebnisse dieser Methode in Begriffen der freudianistischen oder neofreudianistischen „Konzeption" erfolgt. Der rationale „Kern, der in dieser Methode steckt", ist also in den Dienst des Freudianismus und Neofreudianismus gestellt.

Halten wir auch fest, daß die Verfechter der „projektiven" Methode der quantitativen Interpretation nicht entronnen sind, gegen die sie sich in ihrer Kritik der „Tests" so gesträubt haben. Die Auswertung der beim Vorzeigen der RORSCHACH-Tafeln beobachteten Ergebnisse erfolgt zum Beispiel mittels genauer statistischer Indices (errechnet wird beispielsweise der Prozentsatz der „Bewegungsantworten" und der „Detailantworten", die der Untersuchte bemerkt hat). Somit hat sich also auch die „projektive" Methode in ein Schema statistischer Indices verwandelt.

Auf welchen Prinzipien beruht nun unsere experimentalpsychologische Untersuchung?

Das Grundprinzip, auf dem sich das psychologische Experiment aufbaut, ist das Prinzip der Funktionsprobe, ein Prinzip, das auf verschiedenen Gebieten der

Medizin bei der Erforschung der spezifischen Tätigkeit eines Organs angewandt wird. Um die psychische Tätigkeit und die geistige Leistungsfähigkeit eines Kranken beurteilen zu können, müssen die spezifischen Funktionen des menschlichen Hirns untersucht werden, das heißt jene Erkenntnisprozesse, die sich bei der Arbeit und beim Lernen abspielen. Die Methoden der experimentalpsychologischen Untersuchung in der Klinik müssen gewährleisten, daß die konkreten Formen der Schädigung des Erkenntnisvermögens beim Kranken aufgedeckt werden. Die psychischen Prozesse stellen verschiedene Formen der Widerspiegelung der objektiven Welt dar; deshalb muß das psychologische Experiment auf die Aufdeckung der Störungen in den psychologischen Prozessen (Denken, Wahrnehmung usw.) hinzielen.

Der zweite Grundsatz für den Aufbau des psychologischen Experiments in der Klinik ist die qualitative Analyse der Besonderheiten im Ablauf der psychischen Prozesse beim Kranken, im Unterschied zu einer *nur* quantitativen Messung. Wichtig ist nicht nur der Schwierigkeitsgrad der erfüllten Aufgabe, sondern auch die Art und Weise, wie der Kranke überlegte, und wodurch seine Fehler verursacht wurden. (Es muß erwähnt werden, daß bereits eine Analyse der Fehler, die dem Kranken beim Lösen einer Aufgabe unterliefen, aufschlußreiches Material für die Beurteilung der psychischen Tätigkeit des Kranken liefern kann.)

Die dritte Hauptforderung an das psychologische Experiment betrifft die Objektivität der Prüfindikatoren. Es geht nicht an, das Experiment nur auf eine Überwachung des Kranken und eine subjektive Interpretation der Versuchsresultate zu reduzieren. Die Bedingungen des Experiments müssen eine objektive Registrierung und Kontrolle der Versuchsergebnisse gestatten, was bei der Wiederholung von einem anderen Experimentator und mit Hilfe anderer Methoden zu erreichen ist. Beim Aufbau eines Experiments und bei der Wahl der Aufgaben müssen auch der Bildungsstand und die Arbeitsgewohnheiten des Kranken berücksichtigt werden. Das sind in knappen Worten die grundlegenden Prinzipien für die experimentalpsychologische Untersuchung in einer psychiatrischen Nervenklinik. — Verweilen wir noch kurz bei den Aufgaben, die der experimentalpsychologischen Untersuchung gestellt sind.

Es muß vor allem darauf hingewiesen werden, daß die experimentelle Untersuchung nur ein Teil der psychopathologischen Analyse ist. Sie stellt eine ergänzende Methode zur Beobachtung des Patienten dar, die dem Kliniker die Orientierung in der Krankheitsdiagnose erleichtert. Sie kann daher nicht isoliert von klinischen Aufgaben vorgenommen werden und muß Antwort auf konkrete Fragen des Klinikers geben. So kann zum Beispiel das psychologische Experiment für differential-diagnostische Zwecke verwendet werden. Selbstverständlich wird eine Diagnose nicht auf Grund dieser oder jener Laborexperimente gestellt, sondern auf der Basis einer komplexen klinischen Untersuchung. Doch hat man in den psychologischen Laboratorien experimentelle Tatsachen gesammelt, die die Störungen der psychischen Prozesse bei verschiedenen Krankheitsformen genauer kennzeichnen. Die Daten der experimentalpsychologischen Untersuchung können daher bei der Stellung der Diagnose als Ergänzungsmaterial dienen.

Der experimentalpsychologischen Untersuchung kann das Ziel gesetzt werden, die Stufenfolge der psychischen Störungen eines Patienten festzustellen (bei Ermittlung der Wirkung einer Heilbehandlung oder der Qualität einer Remission usw.).

Wahl und Aufbau einer Untersuchungsmethode hängen vom allgemeinen psychischen Zustand jedes Patienten ab, vom Grad seiner Zugänglichkeit und von seinem Bewußtseinszustand, aber auch vom Entwicklungsstand seiner Allgemeinbildung. Hieraus folgt, daß einer experimentalpsychologischen Untersuchung nicht nur das Prinzip der quantitativen, sondern auch das der qualitativen Analyse zugrunde liegen muß.*

Schreiten wir nun zur Charakterisierung der konkreten Methoden.

1. Varianten des assoziativen Experiments

Die Methode des assoziativen Experiments in der Psychologie und Psychiatrie hat bereits eine lange Geschichte. Sie geht bis auf Setschenow zurück. Im Streit mit Kawelin, gegen den er den determinierten Charakter unseres Denkens verfocht, schlug Setschenow vor, als Beweis für die Richtigkeit seiner Thesen eine Methode anzuwenden, die man im wesentlichen bereits als das assoziative Experiment ansehen kann. Großer Beliebtheit erfreute sich das assoziative Experiment bei den alten russischen Psychiatern (Bechterew, Tokarski, Pawlowskaja, Iljin, Ossipow, Dowbnja u. a.), die es zur Untersuchung der intellektuellen Tätigkeit ihrer Patienten anwandten.

Aber wie jede Methode wurde auch das assoziative Experiment zu verschiedenen Zwecken benutzt. Die Untersuchungen, die mit ihm durchgeführt wurden, spiegelten die unterschiedlichen theoretischen Standpunkte der Forscher wider. Das assoziative Experiment wurde vor allem von Vertretern der idealistischen Psychologie angewandt, die Assoziationen als Ideenverbindungen auffaßten und bei denen die Untersuchung der Assoziationen auf eine Analyse der Vorstellungsketten, der „Ideenverkettung", hinauslief. Besonders intensiv genutzt wurde das assoziative Experiment von den Vertretern der psychoanalytischen Richtung. Dem Prüfling wurden Worte vorgesprochen, die mit der traumatischen Situation zusammenhingen, und aus den Antwortreaktionen zogen die Psychoanalytiker ihre Schlußfolgerungen über die verborgenen „Komplexe", die der Erkrankung zugrunde lägen (Jung).

Mit Pawlow wurde eine andere, die materialistische Begriffsdefinition der Assoziation eingeführt, nämlich die Definition als eine zeitbegrenzte Verbindung.

Die Untersuchung der Assoziationen eines Menschen ermöglicht es, verschiedene Besonderheiten seines Denkens aufzudecken. Sie eignet sich vor allem dazu, die Adäquatheit zwischen den entstehenden Assoziationen und den gegenständlichen

* Genaueres hierüber siehe in der methodischen Schrift: Экспериментальное психологическое исследование психически больных в психиатрических клиниках. (Experimentalpsychologische Untersuchung bei psychisch Kranken in psychiatrischen Kliniken).

Zusammenhängen und Beziehungen der Umwelt zu untersuchen. (Inadäquatheit der Assoziationen tritt bei Zerrissenheit des Denkens auf).

Das assoziative Experiment gestattet es, Schlüsse über den Verallgemeinerungsgrad und die Zielgerichtetheit der Assoziationen zu ziehen. Reichtum und Vielfalt der Wortreaktionen zeugen vom Umfang der in der früheren Erfahrung erworbenen Verbindungen.

Variante I

Beschreibung der Methode: Der Versuchsleiter (Vl) liest der Versuchsperson (Vp) nacheinander eine Reihe vorher ausgewählter Wörter vor und ersucht sie, bei jedem einzelnen das erste beste Wort zu nennen, das ihr dabei in den Sinn kommt. Die Reaktionswörter werden notiert. Gleichzeitig wird mit Hilfe eines Sekundenmessers die Reaktionszeit des Untersuchten gemessen.

Zweck der Untersuchung: Das Experiment gestattet es, den Inhalt der Assoziationen, ihren Verallgemeinerungsgrad und ihre Bildungsgeschwindigkeit zu analysieren.

Beim gesunden Menschen weist das assoziative Experiment in der Regel eine niedrige Latenzzeit (0,5 bis 2 Sek.) nach sowie die Adäquatheit zwischen dem Inhalt der Antwortreaktionen und dem des Reizwortes. Die Antwortreaktionen, in denen sich die Erfahrung der Vp widerspiegelt, sind stets durch das Reizwort bedingt. Jedes neue Reizwort verursacht einen Wechsel der Antwortreaktionen.

Dieser Versuch konnte auch mit Patienten vorgenommen werden, die die Anweisungen nicht verstanden oder sie nicht befolgen wollten. So antworteten zum Beispiel erregte Patienten auf einzelne Wörter, selbst wenn sie den an sie gerichteten Ausführungen nicht zuhörten, oder flochten in den eigenen Redefluß Erwiderungen auf die gehörten Wörter ein.

Variante II

(Vorschlag von W. M. Kogan)

Nachdem man der Vp die gesamte Reizwortserie vorgelegt hat, wird der Versuch ohne erneute Anweisung wiederholt. Antworten die Vp beim zweiten Mal mit den gleichen Worten wie zuvor, dann wird dieselbe Reizserie zum dritten Mal vorgelesen, aber mit der neuen Anweisung verbunden: „Antworten Sie *nicht mit dem Wort*, mit dem Sie vorher geantwortet haben!“ Diese Variante bereitet Gesunden keine Schwierigkeiten und hat lediglich eine Verlängerung der Latenzzeit zur Folge.

Variante III

Beschreibung der Methode: Der Vp wird angetragen, auf jedes vorgelesene Wort mit einem anderen zu antworten, das in bestimmter Beziehung zum vorgesprochenen steht, zum Beispiel mit einem Wort von gegenteiliger Bedeutung.

Zweck der Untersuchung: Mit diesem Experiment wird das Vermögen der Vp geprüft, eine bestimmte Assoziationsrichtung für längere Zeit einzuhalten.

Die Unbestimmtheit der Instruktion bei den ersten beiden Varianten fördert die Aktivierung eines breiten Assoziationsbereichs. So kann zum Beispiel das Wort „Tisch" eine Assoziation vom Typ Art — Gattung (Tisch — Möbel) oder eine solche in derselben Kategorie (Tisch — Stuhl) hervorrufen. Sämtliche Antworten entsprechen der Anweisung, „mit dem ersten besten Wort zu antworten". Daher gestatten es diese Varianten nicht, das Auswahlvermögen des Kranken beim Assoziieren zu beurteilen. Aber schon SETSCHENOW hatte in seinem Aufsatz „Bemerkungen zu dem Buch von G. Kawelin ‚Die Aufgaben der Psychologie'" auf den determinierten Charakter der Assoziationen hingewiesen und dabei ihren Auswahlcharakter und ihre Gerichtetheit betont.

Die Einhaltung der Instruktion, die ausgewählte Antwortreaktionen fordert, bereitet dem gesunden Menschen keine Schwierigkeiten. In manchen Fällen vermag die Vp nicht gleich das richtige Wort zu finden, ja, manchmal kann sie es überhaupt nicht finden, aber sie hält sich an die Anweisung und antwortet nicht mit dem ersten besten Wort.

Variante IV

Beschreibung der Methode: Der Versuch besteht darin, daß man der Vp aufträgt, eine bestimmte Anzahl (30 bis 40) x-beliebiger Wörter in möglichst kurzer Zeit zu nennen. Der Vl notiert die vom Patienten gesprochenen Wörter und registriert mit einem Sekundenmesser die bei der Aufzählung auftretenden Stockungen.

Zweck der Untersuchung: Die im Anschluß daran erfolgende Analyse der genannten Wörter und der zwischen ihnen bestehenden Zusammenhänge ermöglicht es, die Besonderheiten der Assoziationen des Kranken sowie deren Bildungsgeschwindigkeit zu erkennen. Beim gesunden Menschen stehen die auf diese Weise gebildeten Assoziationen in bedeutungsträchtigem Zusammenhang miteinander.

2. *Vermitteltes Erinnern*

(Methode der „Piktogramme"; Vorschlag von A. R. LURIJA)

Beschreibung der Methode: Die Vp soll 14 Wörter im Gedächtnis behalten. Damit sie sich diese besser merkt, soll sie auf einem Blatt Dinge aufzeichnen, die ihr dabei helfen können, hinterher die gehörten Wörter wieder aufzusagen. Selbstverständlich sind dabei schriftliche Notizen unstatthaft. Den Vpn wird mitgeteilt, daß die Qualität ihrer Zeichnungen ohne Bedeutung ist. Desgleichen wird die zur Ausführung der Aufgabe benötigte Zeit nicht berücksichtigt.

Zweck der Untersuchung: Das Experiment, dem Vpn eines gewissen Bildungsstandes (5. bis 6. Klasse) unterzogen werden können, läßt Schlüsse zu über den

Verallgemeinerungsgrad sowie den Gehalt der Assoziationen, darüber, wie leicht sich die Verbindungen bei Wörtern mit konkretem und bei solchen mit abstraktem Sinn einstellen und ob sie in gleicher Weise erfolgen.

Vermitteltes Erinnern unter Zuhilfenahme von Bildern

(Vorschlag von A. N. Leontjew)

Beschreibung der Methode: Die Vp soll 15 Wörter im Gedächtnis behalten. Zur Erleichterung kann sie für jedes vom Vl genannte Wort ein passendes Bild auswählen (es liegen 30 Bilder vor ihr auf dem Tisch). Danach legt man der Vp die Bilder wieder vor, und sie reproduziert dazu die Wörter. Dabei muß sie erklären, welchen abgebildeten Gegenstand sie zu dem jeweiligen Wort gewählt hatte und welchen Zusammenhang sie zwischen dem gehörten Wort und diesem Gegenstand empfand.

Zweck der Untersuchung: Dieser Versuch verfolgt den gleichen Zweck wie die „Piktogramm-Methode".

Die Analyse der Arbeitsweise und der Fehler, die der Vp bei dieser Methode unterlaufen, bietet reiches Material zur Charakterisierung des Denkprozesses beim Kranken. Vor allem kommt dabei zum Ausdruck, ob die Vp den Sinn der Aufgabe erfaßt hat und ihre Wahl begründen kann. Auch der Charakter der Vermittlung tritt zutage; bei einigen Kranken macht sie einem unmittelbaren emotionellen Eindruck Platz (die Vp nennt das Bild mit Namen).

3. Klassifikation von Gegenständen

(Vorschlag von L. S. Wygotski)

Beschreibung des Verfahrens: Der Vp wird ein Satz von 70 Kärtchen vorgelegt, auf denen verschiedenartige Objekte abgebildet sind: Haustiere, Raubtiere, Instrumente, Menschen verschiedener Berufe, Verkehrsmittel, Möbel, Obst, Gemüse, Bäume usw. Die Anweisung lautet: Die Kärtchen sind so auf einige wenige Gruppen zu verteilen, daß dabei jede Gruppe einander ähnliche Gegenstände vereinigt.

Zweck der Untersuchung: Das Sortiment Kärtchen gestattet mehrere Klassifikationsarten, zum Beispiel nach Gattungen (Pflanzen, Menschen, Instrumente usw.), nach Stoffmerkmalen (Holz, Eisen), nach Merkmalen der Farbe, der Form usw. Ohne uns auf eine Charakteristik aller möglichen Klassifikationsarten einzulassen, begnügen wir uns mit dem Hinweis, daß — wie sehr sich die Gegenstandsgruppen inhaltlich auch unterscheiden mögen — die Vereinigung mehrerer Gegenstände zu einer Gruppe allein schon ein Ermitteln von Ähnlichkeit und Unterschied voraussetzt, das Vermögen also, einen Gegenstand mit einem anderen zu vergleichen. Die Aufgabe an sich erfordert somit von der Vp eine, wenn auch einfache Tätigkeit der Analyse und Synthese. Gewöhnlich ordnen die Vpn zunächst die Bilder in einfachere Gruppen ein; dann erfolgt eine Vereinheitlichung dieser kleinen Gruppen. Die höchstentwickelte Einteilungsmethode ist die Klassifikation der Bilder in drei Gruppen (Lebewesen, Pflanzen und Dinge).

Durch Prüfung der geleisteten Arbeit kann ermittelt werden, ob die Vp imstande ist, einen verallgemeinerten Zusammenhang zwischen den Gegenständen festzustellen, oder ob sie diese nur nach ihren konkreten Merkmalen sortiert.

Dieses Experiment gibt ebenfalls Gelegenheit zu beobachten, wie der Patient bei der Aufgabe zu Werke geht, ob er etwa die Gegenstände graduell sortiert und somit immer höhere Stufen der Verallgemeinerung erreicht (z. B. zuerst die Vögel heraussucht, dann die Vögel mit anderen Tieren, ja schließlich auch mit den Menschen vereinigt und so die Gruppe „Lebewesen" bildet) oder ob er sofort verallgemeinerte Gruppen bildet.

Bei diesem Experiment kann man auch das Verhalten der Vp zu ihren Fehlern beobachten, etwa ob sie diese schnell bemerkt und korrigiert oder ob sie ungeachtet aller Hinweise auf ihrem „Klassifikationsprinzip" beharrt. Die Methode der Klassifikation hat mehrere Varianten. (An Stelle von gegenständlicher Darstellung verwendet man Wortbezeichnungen oder geometrische Skizzen des Würfels, des Quadrats usw. — Poljakow-Variante).

4. *Sortieren der Bilder in der richtigen Reihenfolge*

Beschreibung des Verfahrens: Der Vp wird eine Serie, bestehend aus 5 Bildern, vorgelegt, die in der richtigen Reihenfolge Etappen eines Vorgangs oder einer Handlung schildern. Die Vp erhält die Anweisung, die Bilder in der richtigen Reihenfolge zu ordnen (zuerst das Bild, das den Beginn des Vorgangs zeigt, dann seine Fortsetzung usw.). Wenn die Vp mit dem Ordnen fertig ist, muß sie den Vorgang entsprechend seiner Bilderfolge wiedergeben.

Zweck der Untersuchung: Mit dieser einfachen Methode wird ermittelt, ob die Vp den Inhalt der einzelnen Bilder verstanden hat, ob sie in der Lage ist, mehrere Elemente miteinander zu vergleichen, ob sie beim Übergang vom einen Element zum anderen folgerichtig zu urteilen vermag usw. Darüber hinaus tritt bei dieser Aufgabe die Arbeitsweise der Vp zutage (durchdacht oder chaotisch). Ferner wird klar, ob sie ihre fehlerhaften Entscheidungen bemerkt und diese rasch berichtigt oder ob sie sie gar nicht beachtet. Leichter erkrankten Patienten werden inhaltlich schwierigere Bilder zum Vergleichen vorgelegt.

5. *Erfassen des übertragenen Sinns von Sprichwörtern und Metaphern (a) und Zuordnung von Sätzen zu den Sprichwörtern (b)*

a) *Charakterisierung des Verfahrens:* Bei der Variante (a) hat die Vp den Inhalt eines Sprichworts wiederzugeben. Bei vorkommenden Fehlern lenkt der Vl sie auf die richtige Lösung hin. Zu diesem Zweck ersucht er sie aufzuzählen, in welchen

Lebenslagen das Sprichwort angewandt wird. Falls auch dies der Vp Schwierigkeiten bereitet, führt der Vl selbst ein Beispiel an und fragt, ob es zu dem Sprichwort passe.

Zweck der Untersuchung: Mit dieser Methode läßt sich ermitteln, ob der Vp der Vorgang des Abstrahierens vom wörtlichen Sinn der Redensarten zugänglich ist. Nicht immer lassen sich auf Grund einer primären Deutung des Sprichworts Schlüsse über das Erfassen einer Abstraktion durch die Vp ziehen. Aufschlußreicher ist es, zu analysieren, wie die Vp die Erläuterungen des Vl aufnimmt.

b) *Charakterisierung der Methode:* Dem Patienten werden eine Tabelle mit Sprichwörtern, die in einer Spalte aufgeführt sind, sowie Zettel mit Sätzen verschiedenen Inhalts vorgelegt. Die Vp hat neben jedes Sprichwort den Zettel zu legen, dessen Satz dem Sinn des Sprichworts entspricht. (Selbstverständlich ist zuvor zu klären, ob dem Patienten alle Sprichwörter bekannt sind). Mehrere Sätze passen nicht zu den Sprichwörtern, doch enthalten sie ähnliche, sozusagen „provozierende" Wörter. Wenn der Vorgang des Ordnens abgeschlossen ist, wird der Patient gefragt, wie er die jeweiligen Paare zusammengebracht habe.

Beim Auftreten von Fehlern stellte der Vl unterstützende Fragen. Zunächst wurde der Patient ersucht, den Sinn des betreffenden Sprichworts zu erklären, und (um für ihn die Aufgabe zu erleichtern) gefragt, in welchen Lebenslagen man das Sprichwort anwenden könne. Dann führte der Vl ein Beispiel aus dem Leben an. Zuletzt wurden der Vp zwei Zettel zur Auswahl hingehalten; den einen davon hatte sie selbst fälschlich gewählt, der andere entsprach tatsächlich dem Sprichwort.

Zweck der Untersuchung: Die Definition des übertragenen Sinns von Redensarten (a) erfordert das Erfassen der Umstände, setzt das Vermögen voraus, vom konkreten Inhalt eines Wortes zu abstrahieren. In der Variante (b) wird der Vp die Definition des Sprichworts mitgeteilt, und wenn die Vp den Sinn auch nur unklar erfaßt, so muß doch der Satz, der ihr dargeboten wird, als Suggestion wirken. Dafür gibt es hier jedoch eine andere Schwierigkeit: Es besteht leicht die Möglichkeit, auf den annähernden Sinn abzugleiten. Die Schwierigkeit ist also auf eine andere Ebene übertragen; sie liegt nicht mehr allein in der Möglichkeit, eine Abstraktion zu erfassen, sondern ebenso in der Notwendigkeit, all das zu unterdrücken, was dem Sinn der Redensart nicht entspricht.

Die Zusammenfassung beider Varianten ermöglicht somit nicht nur den Nachweis, ob das Erfassen einer Übertragung, einer Abstraktion vorliegt, sondern auch das konsequente Gegenüberstellen aller und das Unterdrücken der unwesentlichen Elemente — sie weist also das Vorhandensein einer höheren Analyse und Synthese nach.

6. Methode des Ausschließens

Charakterisierung des Verfahrens: Der Vp werden mehrere Tafeln mit vier dargestellten Gegenständen vorgelegt, von denen jeweils drei infolge gemeinsamer Wesensmerkmale unter eine Kategorie fallen, der vierte indes nicht zu dieser

Zusammenfassung paßt. Beispiel: Kerze, Petroleumlampe, Taschenlampe und Sonne.

Der Vp wird erklärt, daß drei von den vier Gegenständen zu einer einzigen Gattung gehören, da sie sich in gewisser Beziehung ähneln; einer von ihnen müsse dagegen ausgesondert werden, weil er nicht in diese Gruppe hinein passe. Die Vp hat diesen vierten Gegenstand auszusondern und zu erklären, nach welchem Grundsatz sie dabei verfahren ist. Bei dem oben zitierten Beispiel ist die Sonne, als natürliche Lichtquelle, auszuschließen.

Ist die Vp nicht imstande, einen Gegenstand auszusondern, dann nennt der Vl den auszuschließenden Gegenstand, und die Vp muß dies dann begründen.

Zweck der Untersuchung: Dieses Experiment gestattet es, Schlüsse zu ziehen über das Vermögen der Vp, von zufälligen und zweitrangigen Merkmalen sowie von den gewohnten Beziehungen zwischen den Gegenständen zu abstrahieren und dafür wesentliche Merkmale zu analysieren und zusammenzufassen. Ebenso wie bei der Definition des übertragenen Sinnes von Redensarten wird bei dieser Methode ersichtlich, ob die Vp imstande ist, die richtige sprachliche Formulierung zur Begründung des gewählten Aussonderungsprinzips zu finden.

Der Versuch weist auch die Möglichkeit des Umschaltens von einer Lösungsmethode zur anderen nach.

Außer den geschilderten Methoden, die von der Vp kompliziertes Handeln erforderten, stellten wir den meisten Patienten (vor allem solchen mit ausgeprägter Denkstörung) noch die Aufgabe, den Inhalt einer Erzählung oder eines Märchens wiederzugeben. Mit diesem Versuch kann man ermitteln, in welchem Maße die Vp die Erzählung verstanden hat, inwieweit sie den Inhalt zusammenfaßt und konsequent wiedergibt und ob die Folgerichtigkeit der Wiedergabe für den gesamten Versuch kennzeichnend ist.

In vielen Fällen wurde die Nacherzählung der Patienten auf Tonband mitgeschnitten (die an verschiedenen Stellen aufgeführten Sprechbeispiele von Patienten sind Bandaufnahmen). Den Kranken wurde auch aufgetragen, ein Bild zu beschreiben. Diese an sich einfache Aufgabe kann sich als sehr aufschlußreich erweisen, wenn es zu ermitteln gilt, ob die Vp den Stoff in verallgemeinerter Form auffaßt oder sich nur bei unwesentlichen Details aufhält, ob sie Einzelheiten fixiert oder aber gleich die Hauptgedanken wiedergibt. Dieser, wie es scheinen möchte, simple Versuch gibt auch Gelegenheit, das Verhältnis der Vp zur Arbeit und zu irrtümlichen Auslegungen zu studieren, er läßt auch darüber Schlußfolgerungen zu, ob die Vp zu einer längeren Konzentration fähig ist oder aber schnell in ihrer Aufmerksamkeit nachläßt und aufgibt.

Dies also sind die wichtigsten Methoden, die wir bei der überwiegenden Mehrzahl unserer Patienten angewandt haben. Im Verlauf der Untersuchung waren wir mitunter gezwungen, zum Beweis für die Richtigkeit unserer Hypothesen auf zusätzliche Methoden zurückzugreifen, die wir nur bei einer bestimmten Gruppe von Kranken anwandten. Wir werden sie in den entsprechenden Kapiteln charakterisieren.

II.

Störung des Verallgemeinerungs- und Abstraktionsprozesses

Die Analyse der experimentellen Daten konnte vielfältige Varianten der Denkstörungen zutage fördern. In der vorliegenden Arbeit werden nicht nur die Denkstörungen analysiert, die bereits zum festen Bestand der klinischen Forschung gehören, sondern auch solche, von denen bislang in den klinischen Arbeiten keine angemessene Beschreibung vorlag.

Wir haben die von uns beobachteten Störungen in drei Gruppen eingeteilt:

1. Störung des Verallgemeinerungsprozesses,
2. Störung der logischen Denkstruktur,
3. Störung der Kritikfähigkeit und der Zielgerichtetheit des Denkens.

Das Denken wird bekanntlich als verallgemeinerte und mittelbare Widerspiegelung der Wirklichkeit definiert. Praktisch tritt es auf als Aneignung von Kenntnissen, als Erwerb neuer Methoden des Handelns; jedoch vollzieht sich diese Aneignung nicht in Form von einfacher Kumulation, sondern in einem Prozeß ständigen Synthetisierens, Verallgemeinerns und Abstrahierens. Indem der Mensch zur Lösung einer geistigen Aufgabe die eine oder andere Methode anwendet, verallgemeinert er die vor ihm liegenden Erscheinungen, das heißt, er sondert die allgemeinsten und wesentlichsten Merkmale aus.

Störungen des Verallgemeinerungsprozesses können in der Klinik sehr verschiedene Formen annehmen. Wir beschränken uns hier auf die Charakterisierung zweier extremer Varianten: a) Senkung des Verallgemeinerungsniveaus und b) Verzerrung des Verallgemeinerungsprozesses.

1. Senkung des Verallgemeinerungsniveaus

Eine Senkung des Verallgemeinerungsniveaus war bei Patienten zu beobachten, die in ihrer frühen Kindheit oder im Stadium der intrauterinen Entwicklung organische Erkrankungen des zentralen Nervensystems erlitten haben (25 Patienten); ferner bei Patienten mit früh einsetzendem epileptischem Prozeß (35 Patienten) sowie bei Kranken mit schweren Hirnverletzungen (15 Patienten).

Die Patienten, die unter die genannte Kategorie fallen, sind imstande, jede unkomplizierte Aufgabe richtig zu lösen, wenn die Arbeitsbedingungen eingeengt und scharf umrissen sind. Eine Änderung der Bedingungen verursacht Schwierigkeiten und hat unrichtiges Handeln des Kranken zur Folge. Ein solcher Patient (ein Oligophrener) war zum Beispiel als Bote tätig und erfüllte gewissenhaft die ihm übertragenen Aufgaben. Als er jedoch einmal beauftragt wurde, eine Liste zur Unterschrift herumzureichen, brach er in eine geschlossene Sitzung ein mit der Erklärung, jener Mitarbeiter, der gerade einen Vortrag hielt, müsse unterschreiben. Einwände, daß dies ja später geschehen könne, nutzten nichts; die Sitzung mußte unterbrochen werden, denn T. rührte sich nicht vom Fleck, weinte und beteuerte: „Ich habe den Auftrag, daß alle unterschreiben sollen."

Im Krankenhaus fügen sich derartige Patienten in die Hausordnung ein, beteiligen sich an Arbeiten und helfen dem Personal; doch geraten sie häufig in Konflikt mit anderen, indem sie Scherze von Patienten falsch auffassen und sich mit anderen schwachsinnigen Kranken streiten.

Beim psychologischen Experiment nahmen diese Patienten bereitwillig die ihnen gestellte Aufgabe in Angriff und bewiesen auch häufig Ausdauer, jedoch erfaßten sie nicht gleich ihren Sinn; oft konnten sie schon die Anweisung, das heißt die wörtliche Formulierung der Aufgabe, nicht bewältigen. Die konventionellen Aspekte einer Zeichnung, die Perspektive, das Verdecken von einigen Gegenständen durch andere, das schroffe Helldunkel — all das erschwerte ihnen das Verständnis.

Wir führen zur Veranschaulichung Auszüge aus Krankengeschichten von Patienten an sowie die Daten der experimentalpsychologischen Untersuchung.

Patient D. (Krankengeschichte verfaßt von Dr. Tschechowitsch), 1921 geboren. Überstand mit 11 Monaten eine Meningoenzephalitis. Stockende Entwicklung. Besuchte die Hilfsschule; mit 16 Jahren Hilfsarbeiter. Erhielt keine Berufsausbildung. Arbeitsam und verläßlich; Aufflammen der psychomotorischen Erregung, verbunden mit impulsiven Handlungen, zu beobachten; deshalb oft zur Behandlung in psychiatrischen Kliniken. Zuletzt am 10. November 1953 eingeliefert.

Die von Dr. Tschechowitsch vorgenommene psychophysiologische Untersuchung des Patienten ergab Schwäche des Erregungsprozesses, Irradiation des Erregungsprozesses sowie schwache differenzierte Hemmung.

Daten der experimentalpsychologischen Untersuchung. „Klassifikation von Gegenständen": Der Patient begreift die Instruktion nicht sofort („Sie sind doch alle verschieden") und versucht die Bilder zu zählen. Nach ergänzender Erläuterung durch den Vl kombiniert er sie in folgender Weise: Zu einer Gruppe legt er Pferd und Wagen, zu einer anderen den Arzt und das Thermometer, wobei er sagt: „Mag er Fieber messen." Aus Schrank, Topf und Rübe setzt er eine dritte Gruppe zusammen: „Das kann man im Topf kochen und in den Schrank stellen." Eine Blume legt er zum Käfer und zum Vogel mit der Erklärung: „Man muß den Käfer auf die Blume setzen. Vögel fressen Käfer; doch dieser ist zu groß. Ich habe nämlich beobachtet, wie die Vögel ihre Jungen füttern." Das Kleid legt er zur Putzfrau: „Sie wird es tragen." Aus Fuchs, Bär und Baum bildet er eine Gruppe: „Die leben im Wald." Der Vl versucht dem Patienten zu helfen, allgemeinere Zusammenhänge zwischen den Gegenständen herzustellen, doch ohne Erfolg. Zum Beispiel lehnt der Patient den Vorschlag ab, Katze und Hund in einer Gruppe zu vereinigen: „Sie vertragen sich nicht." Ebenso weigert er sich, Fisch, Fuchs, Wolf und Ziege zusammenzustellen: „Nein, das geht nicht. Der Fisch schwimmt, während der Fuchs und der Wolf im Walde leben, und die Ziege läuft über den Hof; man kann sie nicht zusammentun."

Bei dem Versuch, *Bilder der Reihenfolge nach zu ordnen*, beschreibt der Patient die Details an jedem einzelnen Bild, ohne sie in ein Ganzes einzufügen: „Hier ist ein Wagen zerbrochen, und hier (Bild 4) wird repariert. Hier geht ein Mann spazieren (er meint Bild 2, auf dem ein Kutscher dargestellt ist, der ins Dorf geht, um Hilfe zu holen). Hier fährt ein Wagen (Bild 5)."

Vl: „Wo ist der Anfang der Geschichte?"

Patient: „Das hier ist der Anfang (Bild 1), ein Rad ist gebrochen."

Vl: „Wo ist die Fortsetzung?"

Patient: „Da wird repariert."(Bild 4)

Vl: „Und dann?"

Patient: „Weiter nichts."

Vl: „Wohin geht der Kutscher?"

Patient: „Spazieren."

Vl: „Geht er vielleicht in das Dorf Hilfe holen?"

Patient: „Ja, dann wird das wohl das zweite Bild sein. Stimmt."

Der Patient legt Bild 2 hinter Bild 1. Dann läßt er Bild 4 folgen und besieht sich Bild 3, wo der Kutscher mit einem Helfer zurückkommt. Erst nach einigen hinlenkenden Fragen des Vl gelingt es dem Patienten, die Bilder in der richtigen Reihenfolge hinzulegen.

Assoziatives Experiment

Der Patient begreift die Instruktion lange nicht. „Ein Tisch ist ein Tisch, was läßt sich dazu noch sagen?" Nach detaillierten Erklärungen und Beispielen geht der Kranke an die Aufgabe heran. Wie aus Tabelle 2 zu ersehen ist, geben die Antwortreaktionen des Patienten entweder eine nähere Definition des Reizworts (Luft — sauber), oder sie bezeichnen dessen unmittelbare Funktion (Lampe – wird angezündet, Brot — wird gegessen). Von 22 Antwortreaktionen sind 6 Definitionen, 7 Bezeichnungen der Funktionen der jeweiligen Gegenstände und 7 Antwortreaktionen, die eine Wiederholung des Reizworts (das Fallen — fallen, Bruder ist Bruder) darstellen. Ein erneutes Vorsprechen der Wörter, verbunden mit der Instruktion „Mit einem anderen Wort antworten!", ruft keine Veränderung im Charakter der Reaktionen hervor.

Erfassen des übertragenen Sinns von Metaphern und Sprichwörtern

Einem Patienten wird die Redensart vom „goldenen Kopf" (dem Sinne nach etwa: findiges Köpfchen) vorgelegt. Der Prüfling antwortet: „Einen goldenen Kopf gibt es nicht, nur beim Denkmal."

„Schmiede das Eisen, solange es heiß ist.“ — „Wenn das Eisen kalt ist, dann ist es nicht weich, und man kann es nicht schmieden; daraus lassen sich keine Hufeisen für die Pferde machen.“

Auf die Frage des Vl, ob man dieses Sprichwort auch auf einen Arzt anwenden könne, erwidert der Patient: „Das geht nicht. Der Arzt heilt und schmiedet nicht, er ist doch kein Schmied.“

Exzerpt aus der Krankengeschichte der Patientin S. (Krankengeschichte verfaßt von Dr. A. S. Remesowa).

Patientin S., Geburtsjahr 1905. Im Alter von drei Jahren erlitt sie eine Kopfquetschung. In der Schule kam sie nur mit Mühe voran und nahm wenig auf. Mit 15 Jahren traten bei ihr krampfartige Anfälle auf, verbunden mit Bewußtseinsverlust, die nach und nach häufiger wurden; Gedächtnis und Vorstellungsvermögen wurden stark geschwächt. Von 1941 an wurde sie infolge Verschlimmerung ihres Zustands periodisch in einer psychiatrischen Klinik untergebracht; sie erhielt eine Luminaltherapie, zum letzten Mal 1952. Auf Station ist die Patientin matt, schweigsam, schwerfällig in ihren Bewegungen und Antworten. Dem Personal gegen-

Tabelle 2

Patient D.

Wortreiz	Erstes Vorsprechen		Zweites Vorsprechen*	
	Latenz-periode	Antwortreaktion	Latenz-periode	Antwortreaktion
Brot	1,5	Brot wird gegessen	1,5	Semmel
Lampe	2,5	wird angezündet	2	anzünden
Gesang	2	ist schön	2,5	ist schön
Rad	2,5	dreht sich	2,5	dreht sich, es ist rund
Schönheit	3,5	schöne Frau	2,5	ist gut
Krieg	2,5	Krieg	2	Krieg, Krieg
rot	1,5	Farbe	2	dunkelrot
Luft	2,5	rein	2,5	Luft, ich weiß nicht
blau	2,5	Farbe	2,5	Farbe
Klingel	3,5	klingelt	4,5	Glöckchen
Berg	1,5	hoch	2,5	hoch, ach nein, Hut
Mond (luna)	2,5	Mond [mesjaz, bedeutet auch Monat]	2,5	Mond, nun, Halbmond
Bruder	2	Bruder ist Bruder	3,5	Bruder, leiblicher Bruder
Heilung	1,5	ausheilen	2,5	heilen, ja, Heilung ist etwas Gutes
Beil	2,5	Beil, Axt	3,5	Beil, Hackebeil
Fall	2,5	fallen	5	Ich weiß nicht
Kopf	1,5	tut weh	3,5	Kopf
laufen	2,5	schnell	3,5	laufen, gehen
Beere	2,5	Himbeere	3,5	Preißelbeere
lärmen	2	laut	2,5	schreien
Tiefe	2,5	tief	3,5	Ich weiß nicht

* Die Instruktion lautete: „Antworten Sie nicht mit demselben Wort wie vorhin!“

über unterwürfiges Verhalten, zuweilen reizbar und böse. Es wurden epileptische Anfälle mit Krämpfen und Bewußtseinsverlust beobachtet, die in Schlaf ausmündeten. Häufigkeit der Anfälle: viermal monatlich.

Die von Dr. A. S. Remesowa und S. B. Pawlenko durchgeführte pathophysiologische Untersuchung ergab Instabilität der Hemmung, Schwäche des Erregungsprozesses und Schwächung der inneren Hemmung.

Ergebnisse der psychologischen Untersuchung nach der Methode „Klassifikation von Gegenständen": Die Patientin begreift die Instruktion längere Zeit nicht, betrachtet die Kärtchen lange, nimmt die Karte mit der Gans in die Hand und sagt: „Hier gibt es nicht so einen großen. Das ist ein Gänserich, mehr Gänseriche sind nicht da." Sie legt die Karte beiseite und nimmt die Karte mit der Mohrrübe: „Das ist eine Mohrrübe, das sieht man, was für eine schöne Möhre; mehr davon sind nicht da." Der Vl schlägt vor, sie mit der Rübe zu einer Gruppe zusammenzulegen, doch die Patientin protestiert: „Das ist eine Möhre, und das eine Rübe, eine rote Rübe — sie sind verschieden." Nach kurzem Nachdenken fügt sie hinzu: „Man kann aus ihnen Borstsch kochen, Kohl muß noch dazu." Sie sucht das Kärtchen mit dem Kohl: „Ist keiner da." Der Vl wiederholt die Instruktion noch einmal; er schlägt vor, die zueinander passenden Gegenstände in einer Gruppe zu vereinigen. Die Kranke legt Kuh und Ziege hin: „Sie weiden zusammen." Der Vl schlägt vor, den Bären dazuzulegen, doch die Patientin weigert sich entrüstet: „Was?! Er wird sie fressen." Den Vorschlag, Schmied und Putzfrau zusammenzustellen, akzeptiert die Patientin: „Nun gut, laß sie, das sind eben Mann und Frau. Aber wo sind die Kinder?" Sie blättert in den Karten und findet einen Schiläufer: „Das da ist ihr Junge."

Legen von Bildern in richtiger Reihenfolge

Die Patientin hält Bild 3 in der Hand und sagt: „Die gehen, und der (Bild 5) fährt in den Wald, offenbar wollten sie nach Holz fahren, die sind gefahren, aber der ist zurückgeblieben, der will nach Hause fahren." Sie nimmt Bild 4: „Hier ist das Rad gebrochen." Sie besieht sich Bild 1: „Es sind viele Säcke aufgeladen." Der Vl wiederholt die Instruktion. Die Patientin wendet sich Bild 4 zu mit den Worten: „Onkelchen ist irgendwohin gefahren." Sie legt die Bilder in folgender Reihenfolge hin: 5, 3, 4, 2, 1 und erklärt: „Onkelchen ist irgendwohin gefahren, unterwegs hat er irgend etwas gesehen, das Rad ist abgegangen, dann ist er gelaufen, ein Hammer, scheint's, war nötig, aber der da (auf Bild 1) paßt auf, daß nicht gestohlen wird." Das gleiche Ergebnis zeigt auch die Lösung der Aufgabe „Aufeinanderfolgende Elemente in Zusammenhang bringen" (Bruch und Reparatur des Rades) durch unsere Patienten. Die Kranken lassen sich dabei von den einzelnen Details des Bildes leiten, ohne sie miteinander zu verbinden. So macht sich zum Beispiel einer der Patienten zunächst Gedanken über das abgefallene Rad. Als er aber auf dem nächsten Bild den Handwerker mit der Axt erblickt, befaßt er sich mit ihm und stellt Vermutungen darüber an, wohin der wohl mit seiner Axt gehen könnte: „Wahrscheinlich in den Wald, Holz hacken."

Der Patientin S. wurde eine andere Bilderfolge vorgelegt, in der dargestellt war, wie ein Junge, der im Winter durch den Wald zur Schule geht, von Wölfen angefallen wird. Der Junge klettert auf einen Baum. „Ach du Spitzbube!" ruft die

Tabelle 3

Ergebnisse des assoziativen Experiments
Patientin S.

Wortreiz	Erstes Vorsprechen		Zweites Vorsprechen	
	Latenzperiode	Antwortreaktion	Latenzperiode	Antwortreaktion
Brot	2	kleines Brot	2	Papier
Lampe	2,5	Licht	2,5	leuchten
Gesang	2,5	ist schön	3,5	singen
Rad	1,5	rundes Rädchen	3	Rad ... ich weiß nicht
Krieg (woina)	3,5	Es wird gekämpft (wojujut)	5	schweigt
rot	3	Farbe	2	blaue Farbe
Luft	5,5	im Zimmer	5	Die Luft ist so
blau	1,5	dunkelblau	2,5	blau
Klingel	8	klingelt	3	fröhlich
Berg	3,5	Der Berg ist hoch	4	hoch
Mond	3,5	rund	3,5	Mond, Sonne
Gelächter	8	Es wird gelacht	3,5	Es wird gelacht
Bruder	2	Verwandter	2,5	Schwester
Heilung	3,5	Man heilt Kranke	5	Ich weiß nicht
Beil	5	Man hackt Holz	4	ein scharfes Beil
Kopf	3	tut weh, ah	4,5	Kopf
laufen	3,5	laufen	3	steht
Beere	2	süße oder saure	3,5	saure
lärmen	2	Lärm	3,5	lärmen
Tiefe	5,5	Ich weiß nicht	3	tief im Brunnen

Patientin. „Der pflückt Äpfel, da, auf den Baum ist er gestiegen." Als der Vl die Aufmerksamkeit der Patientin auf den Schnee lenkt und ihr bedeutet, daß im Winter keine Äpfel wachsen, erklärt sie: „Ja, tatsächlich, wie konnte ich nur. Aber warum ist er auf den Baum geklettert?"

Auch bei dieser Aufgabe lassen sich die Patienten von den gewohnten Assoziationen, wie sie in ihrer persönlichen Erfahrung vorgekommen sind, leiten. Nur 5 von 80 Patienten waren imstande, die Kärtchen nach den hinlenkenden Erläuterungen des Vl auf Grund eines verallgemeinerten Merkmals zu sortieren. Die übrigen suchten diese Aufgabe entsprechend den dargestellten Illustrationen auf sehr konkreter Ebene zu lösen. Für zwölf von ihnen blieb allein schon die Aufgabenstellung der Klassifikation unverständlich.

Die Ergebnisse des assoziativen Experiments, das mit 20 Patienten dieser Gruppe ausgeführt wurde, zeigen (vgl. Tabelle 4) eine lange Latenzperiode an (von 3,5 bis zu 15,5). Der Inhalt der Assoziationen trug den Charakter ungenügender Verallgemeinerung. Häufig war eine Verweigerung der Reaktion zu beobachten. Die übrigen Antwortreaktionen waren oft Wiederholungen. Zuweilen hatten sie auch den Charakter von Definitionen, das heißt, es waren zwar adäquate Reaktionen, aber keine Verallgemeinerungen. Der Inhalt der Assoziationen war daher bei den Patienten recht dürftig. Davon zeugt auch die Tatsache, daß die Kranken bei wiederholtem Vorsprechen der Reizwörter in der Regel mit den vorherigen Reaktionen antworteten.

So besteht also die geschilderte Variante von Störungen des Verallgemeinerungsprozesses darin, daß im großen und ganzen unmittelbare Vorstellungen von Gegenständen und Erscheinungen in der Denktätigkeit der Patienten dominieren. Das Operieren mit allgemeinen Merkmalen wird bei ihnen durch die Herstellung detaillierter, streng konkreter Verbindungen und Beziehungen ersetzt. An die Stelle wörtlich-logischer Assoziationen treten Assoziationen, die nicht über den Rahmen der gewohnten Vorstellungen hinausgehen. Deshalb enthalten die Urteile, die die Patienten von einem Gegenstand haben, nicht all das Wesentliche, was in Wirklichkeit dazugehört. „Der Blaue ist weggelaufen, und dieser im roten Hemd ist dageblieben. Und er läuft irgendwohin, das Rad aber liegt am Boden. Sie haben viel Mehl aufgeladen, da ist der Wagen gebrochen, das war unvorsichtig, schlecht gewirtschaftet."

Die angeführten Lösungsmethoden beweisen, daß die Patienten nicht irgendein allgemeines Kennzeichen wählen, sondern sich von Einzelmerkmalen leiten lassen. So kann beim Klassifikationsversuch der Patient Hund und Katze nicht zusammen stellen, da er gesehen hat, daß sie sich nicht vertragen. Die Aufgabe der Klassifikation, die doch ein Auswählen von Merkmalen, ein Vergleichen und Vereinigen erfordert — existiert für ihn nicht. Wenn er das Kärtchen sieht, auf dem ein Kleid und eine Putzfrau dargestellt sind, entsteht bei ihm die Assoziation: „Die Frau trägt ein Kleid." Die Assoziation „Die Frau ist ein Lebewesen" oder „Das Kleid ist ein Kleidungsstück", das heißt der logische Zusammenhang, wird nicht hergestellt.

Noch deutlicher tritt die Begrenztheit der Verbindungssphäre bei der Patientin S. zutage, die nur jene Gegenstände zu einer Gruppe vereinigt, die Elemente einer ihr geläufigen Situation sind. (Zum Beispiel kann sie Möhre und Rübe vereinigen, „wenn man Suppe daraus kocht".)

Ein Musterbeispiel für solches Verhalten gibt uns A. A. Tokarski in seinem Artikel „Über die Dummheit". Es ist dort von jenem Dummkopf aus dem Volksmärchen die Rede, der bei einer Feuersbrunst in Gelächter ausgebrochen war und dafür unter Belehrungen, daß Feuer mit Wasser zu löschen sei, verprügelt wurde. Als der Dumme tags darauf sah, wie ein Schwein über dem Lagerfeuer geröstet wurde, ergriff er einen Eimer mit Wasser und entleerte ihn über dem Feuer — worauf er wieder geschlagen wurde.

Tokarski bemerkt dazu, der Dumme habe die Anweisung begriffen und seine Schlußfolgerungen daraus gezogen, dabei aber die völlig veränderten Bedingungen nicht berücksichtigt. „Der Dumme", bemerkt er, „sieht und hört nicht alles, was in der Wirklichkeit existiert, sondern nur einen kleinen Teil davon."

Die Kranken sind also nicht imstande, über die Sphäre der gewohnten, konkreten Zusammenhänge, wie sie in ihrem persönlichen Leben vorkommen, hinauszugehen. Für ihre Urteile ist die Gesamtheit aller konkreten Merkmale entscheidend, von denen sie nicht abstrahieren können. Dieses Unvermögen, von der Gesamtheit der konkreten Merkmale und Details zu abstrahieren, führt dazu, daß die Patienten die Aufgabe nicht richtig lösen können, wenn diese die Gegenüberstellung der Merkmale, das Zurückdrängen der einen und das Hervorheben der anderen erfordert. Wegen dieser außerordentlich begrenzten Assoziationssphäre und der nur in geringem Maße vorhandenen Kenntnisse und Fertigkeiten sind die Kranken in ihren Möglichkeiten äußerst beschränkt und können lediglich unter gewissen, vorher genau festgelegten Bedingungen handeln.

Zusammenfassend kann gesagt werden, daß die Denktätigkeit der Patienten die Zusammenhänge und Erscheinungen ihrer Umgebung unvollkommen widerspiegelt, da ein vollgültiger Prozeß der Widerspiegelung von objektiven Eigenschaften und Gesetzmäßigkeiten der Dinge immer die Fähigkeit voraussetzt, von den konkreten Einzelheiten zu abstrahieren. W. I. LENIN, der darauf hinwies, daß die menschliche Erkenntnis einen Übergang von der sinnlichen Anschauung zum abstrakten Denken und von ihm zur Praxis darstellt, hebt dabei hervor, daß der Verallgemeinerungsakt ein Abgehen vom Konkreten bedeutet. „Das Herangehen des Verstandes (des Menschen) an das einzelne Ding, die Anfertigung eines Abdruckes (= eines Begriffes) von ihm, *ist kein* einfacher, unmittelbarer, spiegelartig-toter, sondern ein komplizierter, zwiespältiger, zickzackartiger Akt, der die Möglichkeit *in sich schließt*, daß die Phantasie dem Leben entschwebt."* Dieses „Entschweben", dieses Lösen von den konkreten Beziehungen wird durch das sprachgebundene Denken realisiert.

L. S. WYGOTSKI war der erste Psychologe, der sich die Aufgabe stellte, den Übergang von der unmittelbar sinnlichen Verallgemeinerung zum logischen begrifflichen Denken zu studieren. Die Untersuchungen von L. S. WYGOTSKI haben gezeigt, daß das Wort nicht nur Träger, sondern auch Instrument der verallgemeinerten Widerspiegelung der Wirklichkeit ist.

Bei unseren Patienten tritt das Wort nicht als Träger der Verallgemeinerung auf. Es bleibt nach der Definition SETSCHENOWS nur „Rufname".

SETSCHENOW behandelt in seiner Arbeit „Elemente des Denkens" ausführlich den Prozeß der Begriffsbildung beim Kinde und zeigt, daß nicht jede Kenntnis und Anwendung von Wörtern mit dem Erfassen ihrer Bedeutung gleichzusetzen ist. Obwohl das kleine Kind Wörter wie Pflanze, Tier richtig gebrauchen kann, ist das Wort für das Kind lediglich ein allgemeiner „Rufname" für derartige Gegenstände. Allein die Anwendung der Allgemeinbegriffe vermittelt das richtige Verständnis, sie allein geben dem Menschen die Möglichkeit, „zu wirken", wie sich I. P. PAWLOW ausdrückt — „in ihnen lag für den Menschen ein außerordentlicher Wert".** Das Operieren mit „Rufnamen" hingegen vermag das nicht zu tun. Diese sind kein vollwertiges Instrument des Denkens.

* LENIN, W. I., a. a. O., S. 299.

** PAWLOW, I. P., a. a. O., Bd. I, S. 268.

Tabelle 4

Ergebnisse des assoziativen Experiments (Variante I) bei 20 Patienten mit gesenktem Verallgemeinerungsniveau

Familienname des Patienten	Diagnose	Latenzperiode in Sek.	Antwortreaktionen auf 21 Wortreize				Perseverationen beim 2. u. 3. Vorsprechen des Wortes
			Verallgemeinerung	Definitionen	Synonyme	Verweigerung der Reaktion	
1. K.	Traumatische Affektion des Großhirns	3,5—3,5	6	8	4	3	10
2. D.	Nachwirkungen einer in der Kindheit überstandenen Meningoenzephalitis	4,5—10	4	3	10	4	11
3. S.	Epilepsie	3,5—4,5	10	9	2	—	15
4. U—na	Epilepsie	2,5—9,5	10	4	7	—	8
5. Kir—sa	Traumatische Enzephalopathie	3,5—10	4	5	8	4	12
6. K—na	Oligophrenie	4,5—11	9	10	—	2	9
7. S—w	Oligophrenie	3,0—10,5	7	12	1	1	17
8. K—w	Traumatische Hirnaffektion	3,5—8	4	4	10	3	9
9. R—w	Traumatische Hirnaffektion	1,0—3,5	4	12	5	—	11
10. Sch—na	Epilepsie	6,0—7,5	3	6	10	2	14
11. L.	Traumatische Hirnaffektion	3,5—7	6	9	4	2	10
12. Sch.	Epilepsie	4,5—6	10	5	6	—	8
13. L.	Oligophrenie	5,5—8	7	11	3	—	10
14. K.	Nachwirkungen einer in der Kindheit überstandenen Meningoenzephalitis	4,5—8,5	7	7	4	3	13
15. K—w	Traumatische Hirnaffektion	3,5—7,5	10	3	5	3	9
16. S—w	Epilepsie	4,5—5,5	10	5	4	2	3
17. G—w	Epilepsie	7,5—8	5	7	6	3	8
18. K—w	Epilepsie	3,5—6,5	7	5	5	4	9
19. Kl—w	Oligophrenie	4,0—6,5	9	8	2	2	5
20. S—wa	Oligophrenie	3,5—6,5	4	10	3	4	8

Untersuchungen der höheren Nerventätigkeit haben die neurodynamischen Grundlagen der geschilderten Störungen nachgewiesen. Die pathophysiologischen Untersuchungen, denen eine ganze Reihe unserer Patienten im Laboratorium S. D. Kaminskis unterzogen wurde, ergaben Schwäche des Erregungsprozesses, Störung seiner Beweglichkeit sowie Schwäche bei Prozessen der inneren Hemmung. Diese Daten stimmen mit den Ergebnissen der Untersuchungen überein, die Prof. Krasnogorski an Oligophrenen vornahm und die an diesen Schwäche des Erregungsprozesses, ausgeprägte fortschreitende Hemmung und Schwäche der inneren Hemmungsprozesse aufgedeckt haben. Es ist natürlich, daß derartige Störungen der höheren Nerventätigkeit nur zur Bildung einer beschränkten Sphäre zeitbedingter Verbindungen führen können. Die Untersuchungen, die im Institut für Defektologie der Akademie der pädagogischen Wissenschaften von A. R. Lurija und seinen Mitarbeitern (E. D. Chomskaja, O. K. Tichomirow, A. L. Mestscherjakow) an geistig Zurückgebliebenen vorgenommen wurden, ergaben Störungen der Neurodynamik in beiden Signalsystemen.

Der geschilderte Aspekt der Denkstörungen scheint auf den ersten Blick dem unvollkommenen Denken des Vorschulkindes analog zu sein. In Wirklichkeit verhält es sich aber anders: Obwohl das Kleinkind sich in seinen Urteilen ebenfalls auf spezielle, im wesentlichen gestaltlich-sinnliche Verbindungen stützt und die abstrakten Begriffe noch nicht beherrscht, ist es doch imstande, neue Begriffe zu bilden. Die Sphäre seiner Assoziationen bereichert sich rasch, die Skala seiner Kenntnisse von der Umwelt wird größer und komplizierter. Bei den Patienten der oben beschriebenen Gruppe hingegen ist der Prozeß der Bildung neuer Begriffe gestört, die Kenntnisse von der Umgebung sind dürftig und unvollkommen.

2. *Verzerrung des Verallgemeinerungsprozesses*

Die Verzerrung des Verallgemeinerungsprozesses nimmt häufig eine Form an, die der soeben beschriebenen gewissermaßen diametral entgegengesetzt ist. Klinisch wird eine solche Störung als Verbigeration, als inhaltloses Räsonieren definiert.

Die Patienten, bei denen wir eine Störung des Verallgemeinerungsprozesses feststellten, gehörten in der Mehrzahl zur Gruppe mit paranoider Schizophrenie. Bei der Beschreibung ihres seelischen Zustands wird darauf hingewiesen, daß sie in der Welt ihrer Wahnerlebnisse dahinleben und für die realen Verhältnisse kein Interesse zeigen. Die Rede dieser Patienten ist verworren und strotzt von mechanisch gelernten Phrasen. Solche Patienten sind redselig und neigen dazu, an unbedeutende, alltägliche Erscheinungen vom „theoretischen Standpunkt" heranzugehen. So bezeichnete zum Beispiel ein solcher Patient einen Schrank als einen „begrenzten Teil des Raums". Im Gespräch sind solche Patienten imstande, jede beliebige Frage allgemeinen Charakters anzuschneiden, können jedoch auf konkrete Fragen nicht einfach und klar antworten. So charakterisierte ein Patient seinen Kameraden als einen guten Menschen und fügte dann hinzu: „Was ist das, gut und böse? Diese Bezeichnung hat nur relativen Wert. Sie kann positiv oder negativ sein, wie das Problem der Elektronen und des Weltalls"; „Schlecht — das ist eine qualitative Seite, man braucht also eine gute. Aber das Schlechte kann für das Gute gehalten werden, einen Gegensatz gibt es nicht."

Zur Veranschaulichung führen wir einige Auszüge aus einer Krankengeschichte dieser Patientengruppe an.

Patient P. (Krankengeschichte von Dr. GOGOLEW), Geburtsjahr 1927. Diagnose: Schizophrenie.

Bis 1950 praktisch gesund. Wachstum und Entwicklung normal. Gute Ergebnisse in der Schule und an höherer Lehranstalt; arbeitete im Haus für Volkskunst. Behauptet seit 1950, er werde bei der Arbeit schikaniert und verfolgt, er sei von verkleideten Agenten umgeben und ans Radionetz „angeschlossen".

Psychischer Status: orientiert, träge, führt zuweilen Selbstgespräche, gestikuliert unsinnig, witzelt, ist wunderlich und gibt sich manieriert, schneidet Grimassen. Zuzeiten erregt, aggressiv, schreit, man sollte ihn „abschalten", er sei ans Radionetz angeschlossen, sein Kopf sei „in eine gewaltige Empfangs- und Sendestation umgewandelt". Seiner Umgebung sind seine Wahnvorstellungen bekannt.

Nach verabfolgter Insulintherapie änderte sich der Zustand. Der Beziehungswahn ist verschwunden, das Verhalten wurde geordneter, er ist wieder zugänglicher und geselliger.

Ergebnisse der experimentalpsychologischen Untersuchung: Beim Versuch „Klassifikation von Gegenständen" sortiert er die Kärtchen folgendermaßen:

1. Schiläufer und Schwein. Dazu erklärt er: „Das bedeutet den Gegensatz zwischen Sommer und Winter; Winter — das ist der Junge auf Schiern, das Schwein aber ist im Grünen."
2. Bleistift und Ziegenbock: „Beide Bildchen sind mit Bleistift gezeichnet."
3. Zu Flugzeug und Baum erklärt er: „Das ist Himmel und Erde."
4. Käfer und Schaufel: „Mit der Schaufel gräbt man die Erde um, und der Käfer gräbt sich auch in der Erde ein."
5. Die Katze ist auf dem Tisch, und die Sahne ist auch auf dem Tisch."
6. Heft, Sofa, Buch: „Auf dem Sofa kann man lernen."
7. Uhr, Fahrrad: „Die Uhr mißt die Zeit; wenn man Rad fährt, durchmißt man den Raum."
8. Gabel, Schaufel, Tisch: „Das sind alles harte Gegenstände, die kann man nicht leicht zerbrechen."
9. Topf, Schrank: „Hier sind Öffnungen."

Vl: „Kann man das auch nach anderen Gesichtspunkten ordnen?" „Ja." P. wirft die früheren Gruppen über den Haufen, legt Strauch (kust), Kasserolle und Ziegenbock (kosjol) zusammen und erklärt: „Sie beginnen alle mit dem Buchstaben k."

Nicht weniger originell fällt die Lösung der Aufgabe „Ausschließen des vierten Elements" aus.

Bei einer Bildserie, in der drei Arten Uhren und eine Münze dargestellt sind, erklärt P.: „Hier ist nichts Unpassendes dabei, das muß man präzisieren. Wenn man das erste Kärtchen nimmt: Sie haben alle das Maß der Teilbarkeit, es ist überhaupt nichts da, was nicht zueinander paßte. Jeder Gegenstand dient zur Erfüllung bestimmter Funktionen. Wenn wir das Geldstück nehmen, so dient es als Teilbarkeitsmaß, es gilt im menschlichen Bewußtsein als einziger Vergleichsmaßstab für irgend etwas. Die Münze bestimmt den Wert der menschlichen Arbeit, die Uhr bestimmt die Zeit.“ Als er in der Gruppe „Uhr, Brille Waage und Thermometer“ das unpassende Element ausschließen soll, erklärt der Patient: „Vom philosophischen Standpunkt betrachtet ist alles vergänglich, die Uhr zeigt die Beschleunigung der Zeit an, sie zeigt an, daß alles fließt, daß alles in Bewegung ist — sie muß also ausgesondert werden.“

Begriffsbestimmung durch den Patienten P.

Der Patient definiert das Wort „Tisch“ folgendermaßen: „Tisch ist eine Bezeichnung aus dem unmittelbaren Alltag. Die Gegenstände haben in ihrem Ver-

Tabelle 5

Patient A. P.

Wortreiz	Erstes Vorsprechen		Zweites Vorsprechen	
	Latenzperiode in Sek.	Antwortreaktion	Latenzperiode in Sek.	Antwortreaktion
Brot	3	Essen	3	Essen
Lampe	1,5	Licht	1,5	Lämpchen
Gesang	2	nein		
Rad	1,5	Radgestell	2	radelt
Schönheit	2	Schönmachen		
Krieg	3	bekriegen	2	Vaterländischer
rot	1,5	Hahn		
Luft	1,5	luftig	3	Luft, Sonne und Wasser
Entwicklung	3	entwickelt	2	entwickelt
blau	2	blau	2,5	dunkelblau
Klingel	2	klingelt		
Grube	1,5	Sandgrube	2	Sand
Unendlichkeit	1,5	ohne Ende	2	Ende
Mond	3	am Himmelszelt	2	runder
Bruder	1,5	Verwandte		
heilen	2	weilen	1,5	Arzt
Axt	1,5	Ast	3	Hackebeil
fallen			1,5	Höhe
Kopf	2	Gehirn		
laufen				
Täuschung	1,5	Sehvermögen	1,5	Sehvermögen
Spiel				
Zweifel	2	Glinka*	3	Arie
Zweck	2	heiligt die Mittel	3	zwecklos
rauschen	1,5	Es rauschte der Brand von Moskau		
Tiefe	2	des Meeres	2	des Sees

* „Zweifel“ heißt eine Arie von Glinka (Anm. d. Üb.)

hältnis zueinander als tot zu gelten. Bezüglich der Natur kann man sagen, daß er aus einem Baum gemacht wird, der Baum aber wächst, er kommt in der Natur vor. Hier ist er vernichtet und nicht existent, steht da als unbestimmter Gegenstand unter Berücksichtigung der Qualität und der Quantität." Mit dieser Definition gibt sich der Patient zufrieden. Abgesehen von der Feststellung, daß der „Tisch ein toter Gegenstand" ist, und seinen Ausführungen über den „vernichteten Baum" sagt er nichts, was einem konkreten Hinweis auf den Gegenstand, den er definiert, gleichkäme.

Diese inhaltliche Leere der Urteile des Patienten tritt auch im Experiment „Zuordnen von Sätzen zu Sprichwörtern" in Erscheinung. Bei dieser Aufgabe müssen die Patienten den Sinn eines Sprichworts erklären und dazu einen passenden Satz heraussuchen. Diese Aufgabe wird von den Patienten häufig richtig gelöst, doch beim Versuch, den Sinn der Sprichwörter zu erläutern, haben sie Schwierigkeiten. Als der Patient zum Beispiel zum Sprichwort „Es ist nicht alles Gold, was glänzt" den richtigen Satz herausgesucht hat, fügt er hinzu: „Man muß trotzdem sagen, daß ‚nicht alles ist Gold, was glänzt' ein ganz spezielles Sprichwort ist, genauer gesagt, eins, das sich bald überleben wird: Heute vollzieht sich eine Entwertung des Goldes als Metall, das ist also vom philosophischen Standpunkt; das Wesentliche liegt nicht im Gold, es wäre nötig, daß ein anderes Metall, das nicht so verachtet wird, wie Gold glänzt und den Menschen mehr Nutzen bringt; ein Lichtstrahl glänzt, wenn er auf Glas fällt, das bringt der Gesundheit auch Nutzen, nun, dabei gibt es alle möglichen Radiumveränderungen, na und überhaupt, man sollte nicht alles so von der rein oberflächlichen Seite her betrachten."

Das assoziative Experiment in Tabelle 5 läßt den inhaltlosen Charakter der Antwortreaktionen deutlich werden: Echolalie — Antworten (Rad — Radgestell; Krieg — sich bekriegen), desgleichen Gleichklangassoziationen (heilen — weilen; Axt — Ast), ferner Antworten, die häufig anzutreffende Redewendungen bezeichnen (rauscht — es rauschte der Brand von Moskau; rot — der rote Hahn); in einigen Fällen bleiben die Antwortreaktionen aus. Bei erneutem Vorsprechen der Wortreize (Variante II) verändert sich der Charakter der Antwortreaktionen nicht. Die Latenzperiode bleibt dabei ziemlich niedrig.

Auszug aus der Krankengeschichte des Patienten M.

Geburtsjahr 1905. Diagnose: Schizophrenie. Paranoides Syndrom.

Der Patient hat sich in der Kindheit normal entwickelt. 1932 an Malaria erkrankt, am Blinddarm operiert. Nach seiner Entlassung aus dem Krankenhaus traten Kopfschmerzen sowie leichte Ermüdbarkeit auf. Er war verändert, wurde träger, indifferent, zeitweise mißtrauisch und scheu. Zuzeiten wollte er niemand sehen.

1942 erlitt er eine Quetschung und verlor für kurze Zeit das Bewußtsein. Arbeitete nur zeitweise. Seit 1943 arbeitet er nicht mehr. In letzter Zeit wurde er träger und gleichgültiger, manchmal nahm er an, man hätte ihn gerufen; er wurde argwöhnisch, glaubte, jemand schreite neben ihm her, er werde verfolgt.

1952 stellte sich beim Patienten hohe Ermüdbarkeit ein, seine Gedanken waren „verworren"; er war unfähig, etwas zu leisten, hatte Kopfschmerzen, zeigte sich aggressiv gegenüber seinen Angehörigen und wurde ins Gannuschkin-Krankenhaus eingeliefert.

Nach Insulintherapie mit sichtlicher Besserung entlassen.

Psychischer Zustand: Orientiert, gespannt, mißtrauisch, schwer zugänglich. Äußerst redselig. Seine Sprache ist ziemlich geschraubt und verworren. Untätig. Geringe affektive Resonanz. Kein Phantasieren und keine Halluzinationen.

Die Ausdrucksweise des Patienten ist schwülstig, er äußert seine Gedanken in komplizierter Form. Dem Patienten wird zum Beispiel eine Fabel vorgelesen. Ein Rabe, heißt es da, der gehört hatte, daß die Tauben gut gefüttert würden, habe sich weiß angestrichen und sei zu den Tauben geflogen, die ihn jedoch verjagten, während ihn seine Artgenossen nicht wieder aufnehmen wollten.

Hier die Tonbandaufzeichnung mit der Nacherzählung des Patienten:

„Anpassung eines Vogels an bessere Lebensbedingungen anderer Vögel. Er konnte das durch Maskierung erreichen, indem er sich die gleiche Färbung gab, wie sie die Taubenvögel haben. Doch die Natur hat ihn trotzdem verraten, konnte ihm keinen Erfolg garantieren, er vergaß sich und benahm sich seiner Zugehörigkeit entsprechend, das heißt wie ein Rabe. Und das ließ ihn scheitern. Was seine Anwesenheit bei den Tauben anbetrifft . . ., so konnte er seinen Aufenthalt nicht länger fortsetzen, er scheiterte. Das ist der erste Teil. Der zweite Teil, die Rückkehr zu den Seinen: Dort nahmen sie ihn auch nicht auf, weil sie glaubten, daß er jetzt nicht mehr zu ihnen gehört . . . nicht dazugehört, weil seine Anstrichfarbe die anderen warnte und weil sie ihn für einen Fremden hielten, diesen Raben und ihn auch."

Vl: „Und was ist die Moral davon?"

Patient: „Wenn's nicht geht, dann soll man sich erst gar nicht anpassen, denn letzten Endes wird das Scheitern doch garantiert sein, es kommt zum Scheitern."

Vl: „Und wie kann man das einfacher sagen?"

Patient: „Der Rabe flog zu den Tauben, weil es dort gutes Futter gibt, gutes Futter gibt, und dann offensichtlich die Pflege; überhaupt ist es dort angenehm, wegen der Häuschen, der Taubenschläge. Der Rabe hat das alles natürlich nicht. Das lockte ihn, und er beschloß, sich die gleichen Bedingungen zu schaffen. Damit dies alles geschehen könnte, beschloß er, sich zu färben. Er aß sich satt und gewöhnte sich ein, sie nahmen ihn auf, aber er vergaß sich: er schrie auf seine Weise, das heißt, er krächzte. Dieser Umstand verriet ihn, und so wurde er verjagt. Als er zu den Seinen zurückgekehrt war, haben die ihn auch . . . er kam ihnen fremd vor. Na und die Moral, die habe ich schon gesagt. Es ist zum Beispiel, wie wenn . . . Man kann auch noch ähnliche . . . ‚Und die Engel' — ich erinnere mich nicht mehr genau, es ist aus dem Griechischen — ‚haben mich nicht aufgenommen, und die Hölle, sie hat mich verstoßen' oder ‚Und die Hölle hat mich nicht aufgenommen, und die Engel haben mich verstoßen'. Letzten Endes ist nicht Fisch, nicht Fleisch herausgekommen."

Beim *Experiment „Klassifikation von Gegenständen"* stellt der Patient folgende Gruppen zusammen: 1. Tiere, 2. Schwan; 3. Schaufel und Fahrrad ordnet er in eine Gruppe ein: „Hier und da, beides ist Metall"; 4. vereinigt er Kraftwagen, Dampfer, Wagen und Mensch und erklärt dazu: „Das ist ein System von Erscheinungen, die sich bewegen, die niedrigste Geschwindigkeit geht vom Menschen aus, die höchste vom Eisenbahnzug." 5. Zur nächsten Gruppe vereinigen sich bei ihm

Pferd, Pilz, Stuhl und Bleistift: „Hier ist die organische Verbindung mit der anorganischen nach den Gesetzen der Negation."

Das Assoziationsexperiment offenbart den inhaltlich entleerten Charakter der Antwortreaktionen beim Patienten, die Assoziationen entstehen bei ihm durch Gleichklang (topor/Beil — Toporkow [Name]; pestschera/Höhle — potschemu/warum). Zuweilen buchstabiert der Patient an Stelle einer Antwortreaktion das Reizwort (s. Tabelle 6).

Tabelle 6

Wortreiz	Erstes Vorsprechen		Zweites Vorsprechen	
	Latenz-periode in Sek.	Antwortreaktion	Latenz-periode in Sek.	Antwortreaktion
Brot	13	Korn	2	Essen
Lampe (lampa)	4	Klette (lopuch)	3	Petroleum
Gesang (penije)	20	Fäulnis (tlenije)	12	Stimme
Rad (koleso)	3	Koloß (kolos)	3	Koloß
Schönheit	4	schön	5	schön
Krieg	10	Verteidigung	5	Verteidigung
Luft	2	atmen	3	atmen
Entwicklung (raswitije)	15	Pat. buchstabiert: r . . a . . s.	7	eins—zwei (ras—dwa)
Klingel	12	herein!	4	herein!
Höhle (pestschera)	15	Warum? (potschemu)	7	Ich weiß nicht
Unendlichkeit	7,5	ohne Ende		
Mond	7	beleuchtet (oswestschaet)	6	scheint (swetit)
Bruder	5	leiblicher	4	leiblicher
heilen	7	ausheilen	165	Gesundheit
Beil (topor)	3	Toporkow	1	Beil
Fallen (padenijo)	8,5	schmachten (tomlenije)	4	Er fiel (upal)
Täuschung	12		2	Betrüger
Kopf	4	denken	7	Gedanke
Zweifel (somnenije)	20	Wels (som) ist ein Fisch	8	zweifeln (somnewatjcja)
Spiel	10	Unterhaltung	6	Schach
Ziel (zel)	5	Zielscheibe	2	Preis (zena)
Tiefe	4	Meer	4	Fluß
Grausamkeit	4	böse	16	böse
Gewissen	4	gutmütig	8	Scham

Die Aufgabe mit dem Bilderserienverfahren löst der Kranke schnell und richtig.

Korrelation von Sprichwörtern: Der Patient wurde aufgefordert, folgende Sprichwörter zu erklären: „Wenn man sich vor dem Wolf fürchtet, soll man nicht in den Wald gehen"; „Die Kücken werden im Herbst gezählt"; „Es ist nicht alles Gold, was glänzt". Die auf Tonband aufgenommene Erläuterung der letzten beiden

Sprichwörter führen wir weiter unten an. Hier beschränken wir uns allein auf die Erläuterung des Sprichworts „Wenn man sich vor dem Wolf fürchtet, soll man nicht in den Wald gehen“ durch den Patienten. Der Kranke ordnet ihm ganz richtig den Satz zu: „Jede Sache ist mit einem Risiko verknüpft“ und fährt dann in seiner Argumentation fort: „Dennoch ist dieses Sprichwort nicht immer angebracht; zwar ist der Wolf vom biologischen Standpunkt ein fleischfressendes Tier, er ernährt sich von rohem Fleisch, er scheut sich auch nicht vor dem Blut der Schafe. Aber ihr Standpunkt, das heißt ihr Wesen, zeichnet sich nicht immer durch Gier aus; wenn sie satt sind, tun sie Schafen und Menschen nichts zuleide. Also ist an dem Sprichwort nicht alles richtig vom biologischen Standpunkt, aber vom philosophischen stimmt es: Die materielle Wolfssubstanz ist im Verlauf ganzer Jahrhunderte von der Natur großgezogen worden, als solche zwingt sie einen, sich in jenem Baummilieu, das heißt im Walde, vor ihr zu fürchten.“

Die angeführten experimentellen Ergebnisse zeigen, daß die Urteile der Patienten dieser Gruppe lediglich die rein zufällige, oberflächliche Seite der Erscheinungen widerspiegeln. Besonders deutlich wird das bei dem Versuch „Klassifikation von Gegenständen.“ Die Patienten sind imstande, ein allgemeines Merkmal auszusondern, doch ist dieses derart allgemein, daß es letztlich die wirklichen konkreten Beziehungen zwischen den Gegenständen nicht widerspiegelt.

Patient D. hat zum Beispiel begriffen, daß ein allgemeines Merkmal gefunden werden muß, nach dem man die Gegenstände klassifizieren kann. Doch er wählt dieses Merkmal von seiner hohen „theoretischen“ Warte aus. Das adäquate Sortieren der Kärtchen in „Tiere, Pflanzen und Menschen“ hält er für „spießbürgerlich“.

Ebenso inadäquat ist auch die Lösungsmethode des Patienten M., wenn er Gabel, Tisch und Schaufel nach dem Prinzip der „Festigkeit“ zusammenstellt. Natürlich ist „Festigkeit“ ein Merkmal, das sowohl für die Gabel wie für den Tisch und die Schaufel charakteristisch ist, aber es ist so allgemein gehalten, daß es über die inhaltliche Seite der Erscheinungen hinausgeht. Genauso ist es, wenn Pferd, Pilz und Bleistift nach dem Merkmal „Verbindungen des Organischen mit dem Anorganischen“ zu einer Gruppe vereinigt werden. Beziehungen können sich sogar dann einander nähern, wenn sie sinnlos sind. Die realen Unterschiede und Ähnlichkeiten zwischen den Gegenständen werden nicht berücksichtigt und nicht zur Überprüfung der Urteile herangezogen.

Jenes zeitweilige „Sich-Absetzen“ von den konkreten Bedeutungen, das jede Verallgemeinerung kennzeichnet, ist hier auf die Spitze getrieben und wirkt nahezu grotesk. Nicht nur Einzeldetails, auch wesenhaftere Beziehungen treten hierbei in den Hintergrund, all die mannigfachen, konkreten, lebensvollen Zusammenhänge bleiben unberücksichtigt. Das „Stückchen Phantasie“ wuchert in grotesker Weise. Bestimmend im Denken des Patienten werden zufällige, inhaltlich entleerte Assoziationen.

Tabelle 7 enthält die Charakteristik der Assoziationen von Patienten beider Untergruppen. Während bei den Antwortreaktionen in der 1. Untergruppe häufig Antworten in der Art von Formulierungen, Tautologien und Perseverationen auftreten, sind für die Antworten der Patienten aus der hier geschilderten Untergruppe Gleichklangassoziationen und außersignalische Reaktionen typisch.

Tabelle 7

Vergleichende Charakteristik der Assoziationen bei den Patienten beider Untergruppen

	Anzahl der Patienten	Anzahl der Antwortreaktionen	Charakter der Antwortreaktionen				
			Definitionen	Synonyme	Gleichklangantworten	außersignalische Reaktionen	Perseverationen beim zweiten Vorsprechen
1. Untergruppe	15	300	111	83	—	31	166
2. Untergruppe	15	300	39	10	125	66	83

Besonders deutlich tritt der inhaltlose, pseudoabstrakte Charakter der Assoziationen dieser Patienten bei der Methode der „Piktogramme" zutage. (Der Patient zeichnet als Gedächtnisstütze für die Worte „warmer Wind" zwei Dreiecke und, um sich die Worte „fröhliches Abendbrot" zu merken, kleine Kreise in einer Zeile.) Ein anderer Patient dieser Gruppe, dessen Krankengeschichte nicht angegeben wurde, zeichnet als Gedächtnisstütze für das Wort „Zweifel" (*som*nenije) einen Wels (*som*), und für „Trennung" (ras*luka*) eine Zwiebel (*luk*).

Pawlow hat mehrfach warnend darauf hingewiesen, daß der Gebrauch der Sprache zwar unser Vorrang ist, daß er jedoch gleichzeitig die Möglichkeit in sich birgt, sich von der Wirklichkeit loszureißen und in fruchtloses Phantasieren zu verfallen, wenn hinter dem Wort nicht die „nächsten" Mittler der Wirklichkeit stehen. Die Logik des Gedankenablaufs muß durch die Praxis oder, wie es Pawlow bildlich ausgedrückt hat, von der „Herrin Wirklichkeit" kontrolliert werden.

Bei unseren Patienten aber werden die gebildeten logisch-wörtlichen Zusammenhänge nicht unmittelbar an Hand der gegebenen konkreten Verhältnisse überprüft. Während in der ersten Patientengruppe die Verbindungen des zweiten Signalsystems bei der Begriffsbildung nicht die dominierende Rolle spielen, vollzieht sich bei der hier behandelten Gruppe ein entgegengesetzter Prozeß: Die Verbindungen des ersten Signalsystems haben nur geringen Einfluß auf den Verallgemeinerungsprozeß.

Zusammenfassend kann man sagen, daß der einheitliche Widerspiegelungsprozeß gewissermaßen von zwei Seiten gestört wird: Bei der einen Patientengruppe geht der Inhalt der Assoziationen nicht über untypische Detailverbindungen hinaus. Die von ihnen empfangenen unmittelbaren Eindrücke werden nicht synthetisiert. Das Denken der Patienten aus der zweiten Untergruppe hingegen kehrt nicht zum konkreten Inhalt der Dinge zurück.

Wir haben gemeinsam mit G. W. Birenbaum in unseren früheren Arbeiten auf das Vorhandensein dieser beiden Varianten von Störungen des Verallgemeinerungsprozesses hingewiesen. Die Inhaltslosigkeit des Denkens bei Schizophrenen hat auch F. W. Bassin hervorgehoben, als er es bildlich eine „Sinngeschwulst" nannte.

Wenn wir jedoch darauf hingewiesen haben, daß sich die Störung des Verallgemeinerungsprozesses in unterschiedlicher Form äußern kann — in übermäßig konkreter und in quasiabstrakter — so haben wir einen falschen Schluß daraus gezogen: Uns erschien es damals so, als ob mit diesen zwei Unteraspekten die gesamte Denkstörung erschöpft sei und als ob diese im Zerfall der Begriffe bestünde. Die Resultate der vorliegenden Untersuchung haben indes ergeben, daß die Störung des Verallgemeinerungsprozesses nur eine — wenn auch eine typische — Variante ist.

III.
Störungen des logischen Denkverlaufs

Wie wir bereits in der Einführung dargelegt haben, bedeutet die Anerkennung des reflektorischen Prinzips bei psychischen Vorgängen zugleich die Anerkennung ihrer prozessualen Beschaffenheit.

Im Denkprozeß vollzieht sich ein ständiges Fortschreiten von einem Resultat zum anderen; auf Grund bestimmter Tatsachen, Beobachtungen und Urteile gelangt der Mensch zu anderen, die weiter entfernt liegen und für die unmittelbare Erkenntnis verborgen sind. Die Verwirklichung eines solchen Übergangs ist abhängig von der Existenz einer mehr oder weniger langen Kette von Überlegungen. Die Folgerichtigkeit der Urteile und Vernunftschlüsse ist die unerläßliche Vorbedingung der Vermittlung, das heißt jener Besonderheit des Denkens, die es als höchste Stufe der Wirklichkeitserkenntnis auszeichnet.

Bei der Untersuchung der Denkstörungen haben wir Störungen dieser prozessualen Seite des Denkens aufgedeckt, die den Charakter dynamischer Störungen tragen. Sie werden durch vielfältige Ursachen hervorgerufen und treten in der Klinik in den verschiedensten Formen auf: Sie können sich als sogenannter „Ideensprung“ bei manisch Kranken äußern, dann wiederum als „Zähigkeit“ des Denkens beim Epileptiker, als „Inkonsequenz der Urteile“ beim Hirnverletzten, als „Abgleiten“ beim Schizophrenen usw.

Wir schreiten nun zu ihrer Darstellung.

1. *„Ideensprung“*

Wir konnten bei 15 Patienten im manischen oder hypomanischen Zustand Störungen des Denkens in der Art des „Ideensprungs“ beobachten.

In der Regel ist es unmöglich, mit manisch Kranken zu experimentieren, weil ihre stark ausgeprägte Ablenkbarkeit ihre Konzentration auf das Experiment ausschließt. Experimentell lassen sich nur Patienten im hypomanischen Zustand untersuchen, bei denen man gewisse pathologische Veränderungen ihrer Denktätigkeit beobachten kann. Die Fähigkeit, eine Situation zu erfassen, zu analysieren und zu synthetisieren, ist häufig bei diesen Kranken nicht gestört, doch läßt die Ausführung einer experimentellen Aufgabe die Oberflächlichkeit ihrer Urteile zutage treten. Die Patienten überlegen zuwenig, ihnen erscheint alles sogleich verständlich; sie erfassen nicht den tieferen Sinn einer Aufgabe. Zum Beispiel stellen sie beim Vergleichen von Begriffen häufig eine Ähnlichkeit oder einen Unterschied an Hand äußerer Merkmale fest. Auf die Frage, worin die Gemeinsamkeit und worin der Unterschied zwischen den Begriffen „Tisch" und „Stuhl" bestehe, antwortet ein Patient (mit Mittelschulbildung): „Ihnen ist das gemeinsam, daß beide, Tisch und Stuhl, vier Beine haben. Der Unterschied liegt darin, daß der Stuhl eine Rückenlehne hat, der Tisch keine". Derselbe Kranke gibt jedoch, wenn man ihn zum Denken zwingt, eine richtige, verallgemeinerte Antwort. Beim Legen einer Bilderserie können Kranke dieses Typs fast im Handumdrehen den allgemeinen Gegenstand der Geschichte erfassen, doch unterlaufen ihnen beim Hinlegen der Bilder Fehler, da sie die Kärtchen willkürlich einordnen. Bei der Korrelation von Sätzen und Sprichwörtern ordnen hypomanische Patienten die Sätze schnell nach der Ähnlichkeit der Wörter und nicht nach deren Sinn, obwohl ihnen diese intellektuelle Operation durchaus zugänglich ist. Wenn man die Kranken auf ihre Fehler aufmerksam macht, berichtigen sie diese mit Leichtigkeit. Die Denkprozesse der hypomanischen Patienten zeichnen sich jedoch nicht nur durch Oberflächlichkeit der Urteile aus. Ganz unverkennbar tritt bei ihnen auch eine Beschleunigung des Assoziationsablaufs auf, was zu starker Redseligkeit führt. Die jeweiligen Wörter rufen neue Gedanken auf den Plan, die von den Patienten unverzüglich geäußert werden; jede aufkeimende Vorstellung findet im Redefluß des Patienten ihren Ausdruck. Ist diese Beschleunigung der Denkdynamik sehr stark ausgeprägt, dann ist es unmöglich, den Patienten dazu zu bringen, sich auf die experimentelle Aufgabe zu konzentrieren; er geht nur in gewissen Momenten darauf ein, um gleich wieder auf einen anderen Gedanken überzuspringen. Die Patienten sind daher nicht in der Lage, ein Sprichwort zu erklären, obwohl sie es ausgezeichnet verstanden haben. Häufig ruft irgendein Ausdruck im Sprichwort eine „Kette" von Assoziationen hervor. Mitunter führen die Patienten, ohne die Redensart erklärt zu haben, ein passendes Beispiel aus dem Leben an; das Beispiel erinnert sie wiederum an etwas Ähnliches, und so ist die Richtung ihres Denkens dem Zufall überlassen. Ein Patient im hypomanischen Zustand erläuterte zum Beispiel folgendermaßen das Sprichwort „Es ist nicht alles Gold, was glänzt": „Gold — mir hat mein Bruder eine wunderbare goldene Uhr geschenkt, er ist ein lieber Kerl, als wir beide zur Schule gingen, haben wir uns gezankt, aber später haben wir uns wieder vertragen. Mein Bruder ging immer gern ins Theater, einmal haben wir ein Stück gesehen . . ." usw. Es sind aber auch andere Varianten möglich, zum Beispiel, wenn die Kranken bei ihrer Erläuterung ein Glied auslassen. Eine Patientin erfaßte auf Anhieb den Sinn des erwähnten Sprichworts und wollte, wie sich später herausstellte, als Beispiel den Fall anführen, daß ein gut aussehender Apfel innen faul sein kann. Sie erwähnte diesen Fall jedoch nicht, sondern begann sofort mit dem Nachsatz: „Äpfel können natürlich madig sein, es gibt zum Beispiel Apfelsorten, bei denen man das nie annehmen würde, unsere Nachbarin hat Mitschurinäpfel, natürlich, die Entwicklung der Mitschurinschen Lehre hat eine große Bedeutung." Daran schließen sich verschiedene Erinnerungen an bekannte Mitschurinschüler an u. ä.

Nicht selten weist die Störung der logischen Denkstruktur bei hypomanischen Patienten einen davon etwas abweichenden Charakter auf. Die Kranken pflegen die Denkaufgabe zwar sehr schnell richtig zu lösen; gleich darauf setzt aber ein Redefluß ein, der mit der Lösung der Aufgabe überhaupt nichts zu tun hat. Es gelingt, den Patienten zu stoppen, man legt ihm die nächste Aufgabe vor. Er löst sie richtig, läßt sich dann erneut durch etwas ablenken und erzählt weiter. Eine solche Folge von richtigen Lösungen und ungereimten Ergüssen kann sich über die gesamte Untersuchung hin erstrecken. Die rasche und dabei richtige Lösung der Aufgabe scheint gewissermaßen in eine Kette von Gedanken und Äußerungen eingeschlossen zu sein, die auf anderen Bahnen verlaufen. Die geistige Aufgabe selbst wird sozusagen „punktförmig“ gelöst, wobei immer wieder ein neuer Redestrom folgt, der den allgemeinen Zustand einer erhöhten Aktivität des Kranken verrät. Ein besonders ausgeprägtes Abschweifen konnte beim Experiment der Deutung von Sprichwörtern beobachtet werden. Eine Patientin im hypomanischen Zustand verglich zum Beispiel zwei Redensarten: „Vier Augen sehen mehr als zwei“ und (etwa) „Verlaß dich auf deine eigenen Augen!“. Sie erfaßte schnell die gegensätzliche Bedeutung dieser Sprichwörter: „Das sind verschiedene Sprichwörter, bei dem ersten ergänzt einer den anderen, während das andere besagt, daß jeder seine eigene Meinung verfechten soll.“ Nun aber, nachdem sie den Unterschied zwischen den beiden Redensarten richtig erkannt und erläutert hatte, fuhr sie sogleich in ihrem Redefluß fort: „Das Genossenschaftliche ist natürlich besser als das Individuelle, wir hatten vergangenes Jahr in unserem Kolchos eine gute Ernte, mein Vater, er ist Traktorist, hat viel Roggen über den Plan geerntet . . ., und ich habe ihm einen Brief geschrieben, ich mache gern Feldarbeit“.

Eine solche Störung der logischen Denkstruktur läßt sich auch beim Experiment „Klassifikation von Gegenständen“ gut beobachten. Die Kranken begreifen auf Anhieb die Instruktion und beginnen richtig, die Wörter nach Gruppen zu ordnen — häufig sogar nach einem hinlänglich verallgemeinerten Kriterium — aber die erste beste Assoziation, die dabei auftaucht, vermag ihren Gedankengang in andere Bahnen zu lenken. So hatte einer der Patienten bereits eine Gruppe für Menschen und eine für Tiere gebildet, das heißt die Aufgabe auf der Basis richtiger Verallgemeinerungen gelöst, als er auf den Schmied stieß und plötzlich zu deklamieren begann: „Wir sind Schmiede, der Hammer ist unser Freund, ja, ich liebe . . . diese alten revolutionären Lieder, das Lied ist der Freund des Menschen, befinden sich unter diesen Bildern solche, die dem Lied, der Kunst überhaupt gewidmet sind? Nun, die Bildchen sind ja nicht besonders gut gemalt, wer hat Ihnen das gemacht, ein Künstler? Kommt vom Worte ‚chudo‘. (Künstler, russ. chudoshnik, scherzhaft abgeleitet von chudo — übel, mager; Anm. d. Übersetzers). Er lacht, hält das Bild in der Hand und führt die Aufgabe nicht zu Ende. Als ihn der Vl ersucht, sich wieder der Aufgabe zuzuwenden, fährt der Patient mit dem Sortieren fort, aber nicht mehr nach dem gleichen Prinzip wie vorher, sondern auf der Grundlage der bei ihm entstandenen neuen Assoziationen. „Wo soll ich den Schmied hintun, hier ist ja gar keine Schmiede.“ Wie er das Pferd erblickt, meint er: „Mag er es beschlagen.“ Vl: „Sie haben vorhin anders sortiert.“ Patient: „Ja, da wollte ich Menschen und Tiere voneinander trennen.“ Und nun fährt er fort, richtig nach allgemeinen Merkmalen zu sortieren.

Der Patient hatte also den Sinn der Aufgabe erfaßt, mehr noch, er konnte sie auf verallgemeinertem Niveau lösen, aber jeder beliebige Reiz, ein Wort, das er selbst oder das der Vl sprach, oder auch irgendein anschaulicher Reiz rief bereits irgendwelche Assoziationen hervor, die ihn von der unmittelbaren Aufgabe ablenkten.

Die Urteile des gesunden Menschen, der eine Tätigkeit ausübt, entstehen im Zusammenhang mit dem konkreten Inhalt seiner Aufgabe und ihren Bedingungen, wobei inadäquate Assoziationen unterdrückt werden. Bei unseren Patienten fehlt offensichtlich dieser normale Prozeß der Hemmung inadäquater Reaktionen. Das bestätigen auch die Ergebnisse des assoziativen Experiments. Aus der Vergleichstabelle (Nr. 8) wird folgendes ersichtlich:

Tabelle 8

Sammeltabelle zum assoziativen Experiment bei 10 Patienten im hypomanischen Zustand

Name des Patienten	Latenzperiode	Wortreiche Reaktionen	Ungelenkte Reaktionen	Perseverationen
1. Sam—w	1,5—2	13	6	3
2. K—k	1—2	5	8	2
3. Ber—n	1—2,5	13	10	4
4. Tschip—n	1—1,5	14	8	—
5. Kr—j	1—2,5	16	11	3
6. L—wa	1,5—2	7	3	4
7. Ser—ij	1,5—3	8	—	5
8. Tscher—ko	1,5—2,5	10	—	6
9. Jab—ij	1—2,5	11	7	—
10. M—w	1—2,5	13	9	7

1. Die Antwortreaktionen der Patienten tragen wortreichen Charakter. Die Instruktion, mit einem Wort zu antworten, erwies sich für sie manchmal als undurchführbar.

Die vorherrschende Reaktion ist die Verbigeration. So erscheint sie bei den Patienten Ber—n, Sam—w und M—w bei 13 von 20 Antwortreaktionen, beim Patienten Kr—j sogar in 16 Fällen.

2. Das assoziative Experiment deckt in seiner Variante III eine große Zahl ungelenkter Reaktionen auf.

3. Die latente Reaktionsperiode beträgt 1,5 bis 2,5 Sek., das heißt, sie ist der Norm angenähert.

Eine Durchsicht der angeführten Daten läßt erkennen, daß eine erhöhte Labilität dieser Art kortikaler Neurodynamik zugrunde liegt. Die Konzentration des Erregungsprozesses, die beim Lösen einer Aufgabe in Erscheinung tritt, ruft nicht die negative Induktion, sondern eine pathologische Irradiation hervor.

Bemerkenswert scheint uns zu sein, daß bei einer Reihe von Patienten, die wortreiche Reaktionen aufwiesen, auch Antworten vom Typ der Perseveration auftraten, ein Umstand, den bereits Aschaffenburg, M. Sereiski und andere beobachtet haben. Das zeugt sichtlich davon, daß eine längere Erregung der Sprachzentren in einem gewissen Zeitabschnitt zur Hemmung in diesen Zentren führt.

2. Zähigkeit des Denkens

Als Gegenstück zu der eben geschilderten Störung kann diejenige angesehen werden, die in der Klinik unter der Bezeichnung „Denkzähigkeit" bekannt ist und dadurch charakterisiert wird, daß der Patient nicht imstande ist, seine Arbeitsmethode zu ändern und von einem Aspekt seiner Tätigkeit zu einem anderen überzuwechseln. Man beschreibt diesen Typ von Denkstörungen häufig bei Epilepsie. Wir haben ihn jedoch nicht selten, wenngleich in einer weniger ausgeprägten Form, bei Patienten mit Folgeerscheinungen von Großhirnschädigungen beobachtet, in deren klinischem Bild eine ständige Minderung der intellektuellen Tätigkeit vorherrschte. Der Krankheitsverlauf bei der betreffenden Patientengruppe ist regressiv. D. E. Melechow bemerkt, daß derartige Patienten manchmal in der Lage sind, zu arbeiten, dies jedoch nur mit häufigen Unterbrechungen tun können, daß sie ihre frühere Qualifikation einbüßen und Arbeiten verrichten, die keinen Erwerb und keine Anwendung neuer Kenntnisse erforderlich machen. In die psychoneurologische Anstalt werden solche Patienten mit Dekompensation eines Defekts eingeliefert, verbunden mit Alkoholmißbrauch oder Lebenskonflikten. In den Krankengeschichten fällt bei der Beschreibung des psychischen Zustands die Untätigkeit der Patienten besonders auf (sie beteiligen sich nicht an den Arbeitsvorgängen, lesen keine Zeitungen, hören keine Rundfunksendungen, sie sind völlig teilnahmslos gegenüber dem Treiben auf der Station). Charakteristisch ist ihre Vergeßlichkeit, sie erinnern sich schlecht an ihre Lebensdaten und an Ereignisse im gesellschaftlichen Leben. Das Gesamtverhalten der Kranken wie auch ihre Antworten tragen einen verlangsamten Charakter; die früher erworbenen Kenntnisse sind meistens vergessen.

Im Zustand dieser intellektuellen Einschränkung treten oft asthenische Züge auf: Die Patienten vertragen keine starken Reize, sind leicht reizbar und klagen über Schlaflosigkeit.

Zur Illustration dieser Patientengruppe folgen Angaben aus der Krankengeschichte des Patienten T.

Patient T. (Krankengeschichte verfaßt von Dr. L. N. Balaschowa)

Geburtsjahr 1909, Mittelschulbildung. Diagnose: traumatische Enzephalopathie, verbunden mit intellektueller Einschränkung und Schwächung der Persönlichkeit. Erlitt 1941 eine Kontusion ohne erkennbare Folgen; 1952 Kopfverletzung mit kurzfristigem Bewußtseinsverlust. Der Zustand verschlimmerte sich daraufhin erheblich; Auftreten hartnäckiger Kopfschmerzen, Schlaflosigkeit und Reizbarkeit.

Orientiert. Hält sich gerade, fügt sich in die Hausordnung. Klagt über beständige Kopfschmerzen und Schlaflosigkeit. Verträgt keine heftigen Reize. Verringerte Interessensphäre, liest keine Zeitungen, hört keine Rundfunksendungen. Für arbeitsunfähig erklärt.

Die von W. M. Kamenskaja durchgeführte physiologische Untersuchung ergab Schwäche des Erregungsprozesses, Schwäche der inneren Hemmung sowie Trägheit des Erregungsprozesses.

Die psychologische Untersuchung deckt eine Verlangsamung bei der Aneignung auf: Der Patient begreift die Instruktion erst nach dreimaligem Wiederholen. Beim Bilderserienversuch grübelt der Patient lange: „Der Alte fuhr mit dem Wagen. Wo fängt er an zu fahren? Überall ist die Achse gebrochen. Da ist der Anfang (Bild 3). Der Kutscher kommt zum Schmied und sagt: ‚Das Rad ist gebrochen'. Hier wird repariert (Bild 4). Er hat es ganz gemacht und ist weitergefahren (Bild 5). Nun, und diese hier . . . Nein, das ist nicht richtig." — Er hält Bild 1 in der Hand und wird unruhig. — „Da ist der Anfang (er zeigt auf Bild 3), da wird repariert (Bild 4), und hier ist der Wagen wieder ganz (Bild 5). Nein, so auch nicht. Wie soll ich das machen?"

Fünfmal ordnete der Patient die Bilderserie, und jedesmal begann er mit Bild 3, bis ihm der Vl endlich vorschlug, bei Bild 1 anzufangen. Erst dann löste der Patient die Aufgabe und gab die Geschichte in der richtigen Reihenfolge wieder. Die Schwierigkeit bei der Lösung dieser Aufgabe bestand somit für den Patienten darin, daß er Bild 3 zum Anfang der Geschichte erklärt hatte und beim nächsten Anlauf nicht imstande war, bei einem anderen Bild zu beginnen, obwohl er die eigene Lösung als falsch empfand.

Diese Umstellungschwierigkeit war auch beim Versuch „Klassifikation von Gegenständen" zu beobachten. Der Patient betrachtet die Bilder lange, legt sie zögernd vom einen Stoß auf den anderen und bildet schließlich folgende Gruppen: Zimmereinrichtung (er zählt zu dieser Gruppe Möbel und Waage), Geschirr, Haustiere, Raubtiere, Vögel, Transport (hierzu rechnet er auch den Matrosen: „Der gehört zum Dampfer"), arbeitende Menschen (Arzt, Schmied, Putzfrau), Blumen, Bäume. Er weiß nicht, wo er den Käfer, den Fisch, den Schiläufer, den Strauch und das Thermometer unterbringen soll. Der Vl erklärt ihm, daß einige Gruppen zusammengelegt werden könnten. Der Patient grübelt lange. Es wird ihm empfohlen, eine Gruppe für Menschen zu bilden, zu der er dann den Schiläufer legen könnte, und außerdem sämtliche Pflanzen zu vereinen. Der Patient ist damit einverstanden und setzt von selbst hinzu: „Richtig. Ich habe ganz unnötig so viele Gruppen gemacht, vieles läßt sich zusammenlegen. Wie bin ich nur nicht selbst darauf gekommen?"

Er geht daran, die Aufgabe zum Abschluß zu bringen, und bildet die Gruppen Zimmereinrichtung, „Geschirr", „Tiere" (Haustiere, Raubtiere und Vögel legt er zusammen), „Pflanzen" (er vereinigt Bäume und Blumen, fügt jedoch den Strauch nicht hinzu), „Menschen" (Arzt, Schmied, Putzfrau, Schiläufer). Den Matrosen legt er wieder zum Dampfer: „Der gehört zum Schiff." Käfer, Fisch, Strauch und Thermometer bleiben weiterhin unverteilt; die Waage weist er erneut der Gruppe „Zimmereinrichtung" zu. Der Vl bittet ihn nachzuprüfen, ob nun alles in Ordnung sei. Der Patient sieht alle Bilder durch und nimmt keine Berichtigung vor. Als ihm darauf der Vl vorschlägt, den Fisch zu den Tieren zu legen, erhebt er keinen Einspruch; er ist auch damit einverstanden, den Matrosen zur Gruppe

„Mensch“ zu legen. Als er jedoch zum dritten Mal ersucht wird, seine Klassifikation zu überprüfen, will er wieder den Matrosen zum Dampfer legen, trennt wieder die Bäume von den Blumen und ordnet erneut die Waage den Möbeln zu. Der Patient ist nicht in der Lage, sich von der einmal gewählten Methode auf eine andere umzustellen.

Von einem Verharren des Patienten bei früheren Antwortreaktionen zeugen auch die Daten des assoziativen Experiments, aus denen folgendes hervorgeht (Tabelle 9):

1. Die Latenzperiode ist lang (im Durchschnitt 6,3 Sek., in Einzelfällen bis zu 15 oder 21 Sek.; bei erneutem Vorsprechen des Reizwortes bis zu 15 Sek.). Die Anweisung „Mit einem anderen Wort als vorher antworten!“ (drittes Vorsprechen) führte zu einer beträchtlichen Verlängerung der Latenzperiode (10,5 Sek. im Durchschnitt) und zur Antwortverweigerung: „Ich weiß nicht.“

2. Der Kreis der entstehenden Assoziationen ist beschränkt. Die Antwortreaktionen des Patienten liefen häufig auf eine Nennung der Funktion des Gegenstandes oder auf die Bezeichnung seines Typs hinaus: „Rad — dreht sich“, „Wolke — dunkel“, „Beil — hacken“.

3. Es treten „verspätete“ Antworten auf. So antworte der Patient, nachdem er auf das Wort „Höhle“ adäquat mit „Bunker“ reagiert hatte, auf das folgende Reizwort „Mond“ mit „Hütte“.

Zuweilen nehmen solche „verspäteten“ Antworten den Charakter ausgeprägter Perseverationen an. Nachdem der Patient auf das Wort „Spiel“ mit „Unterhaltung“ geantwortet hatte, reagierte der Patient mit dem gleichen Wort auf „Ziel“; auf das Wort „Beere“ antwortete er mit der Wiederholung des Reizwortes „Kopf“ (der vorhergehende Reiz war das Wort „Kopf“). Oft blieb die Antwortreaktion aus, der Patient antwortete: „Ich weiß nicht“.

4. Bei der Variante III (wo der Patient ein Wort mit entgegengesetzter Bedeutung nennen soll) fallen seine Reaktionen durch Dürftigkeit auf. In der Regel beschränkt sich der Patient darauf, die Verneinung „nicht“ hinzuzufügen (geizig — nicht geizig, vergessen — nicht vergessen). Jedoch blieb der Auswahlcharakter bestehen (Tabelle 10).

5. Bei der Variante VI (Methode der „Piktogramme“) bildet der Patient äußerst einförmige Verbindungen. Um sich die Wörter „ein frohes Fest“ zu merken, zeichnet der Patient einen Menschen, der eine Fahne trägt; zum Wort „Entwicklung“ zeichnet er einen großen und einen kleinen Menschen; zu den Wörtern „schwere Arbeit“ malt er einen Menschen mit einer Schubkarre. Bei den Wörtern „finstere Nacht“ aber ist er nicht imstande, sich eine Zeichnung auszudenken: „Wie soll ich einen Menschen und Dunkelheit darstellen?“

Der Denkprozeß wird somit bei dieser Untergruppe von Patienten durch Verlangsamung und Schwerfälligkeit charakterisiert. Die Patienten sind imstande, das Material zu verallgemeinern; beim Klassifikationsexperiment vermögen sie das Hauptmerkmal zu finden; sie erfassen die Bedingtheit der Instruktion, den übertragenen Sinn des Sprichworts oder der Metapher. Die fehlerhaften Lösungen unserer Patienten resultieren nicht aus einer Senkung des Verallgemeinerungs-

Tabelle 9

Assoziatives Experiment, Variante II
Patient T.

Wortreiz	1. Vorsprechen		2. Vorsprechen		3. Vorsprechen	
	Latenz-periode	Antwort-reaktion	Latenz-periode	Antwort-reaktion	Latenz-periode	Antwort-reaktion
Brot	2	Ich weiß nicht	2	Beine	3	wahr
Lampe	2	Petroleum	2	Petroleum	14	Elektrizität
Gesang	4	Musik	8	Musik	3	Musik
Rad	5	dreht sich	2	Wagen	14	Wagen
Schönheit	12	Glück	5	Glück	—	—
Krieg	3	Mord	4	Mord	13	Raub
Luft	3,5	Gesundheit	5	Gesundheit	6	Sauberkeit
Entwicklung	3	Gesundheit	3	Gesundheit	6	Ich weiß nicht, Gesundheit
Klingel	10	Signal	12	Muskeln	15	Reizung
Höhle	3,5	Bunker	12	Bunker	4	Ich bin müde
Mond (luna)	11	Hütte	6	Mond (Monat mesjaz)	18	Ich weiß nicht
Bruder	2	leiblicher	3	leiblicher	17	Ich weiß nicht
Heilung	3	Gesundheit	3	der Schwester	—	—
Beil	5	Holzhacken	4	ich kann nicht, ich habe Kopfschmerzen	15	Ich weiß nicht
Kopf	12	Verstand	15	Verstand	10	Ich weiß nicht
Beere (jagoda)	13	Was für eine?	7	Kopf (golowa)	10	Ich weiß nicht
Täuschung	3	Lüge	13	Lüge, ich weiß nicht	12	Das ist Lüge
Spiel	3	Unterhaltung	10	—	—	—
Ziel	4,5	Unterhaltung	2	Sieg	17	Sieg
Grausamkeit	3	Spott	15	Spott	21	Ich weiß nicht
Tiefe	10	Ich weiß nicht, Tiefe	10	Ich weiß nicht	10	Ich weiß nicht
Gewissen	21	Qual	15	Ich weiß nicht	10	Ich weiß nicht
fallen	17,5	Schwäche	13	Unglück	15	Ich weiß nicht

niveaus, sondern daraus, daß sie Schwierigkeiten haben, sich auf eine neue Methode zur Lösung der Aufgabe umzustellen.

Im Endeffekt führt diese Schwerfälligkeit des Denkprozesses dazu, daß die Patienten selbst mit den einfachsten Aufgaben nicht fertig werden können, falls diese eine Umstellung erfordern. Umgekehrt sind sie imstande, eine viel kompliziertere Aufgabe zu lösen, wenn deren Lösungsmethode einen einheitlichen Typ aufweist. So vermochte zum Beispiel der Patient T. bei der Methode der „Piktogramme“ zur Gedächtnisvermittlung von Wörtern mit abstraktem Sinn bedingte Zusammenhänge zu bilden, wenn sich dazu ein Mensch zeichnen ließ, aber er war nicht imstande, sich als Gedächtnisstütze für Wörter mit konkretem Sinn ein ein-

Tabelle 10

Assoziationsexperiment, Variante III*
Patient T.

Lfd. Nr.	Wortreiz	Latenz-periode	Antwort-reaktion	Lfd. Nr.	Wortreiz	Latenz-periode	Antwort-reaktion
1.	stumpf	6	spitz	19.	aufheben	3	aufheben
2.	dünn	3	dick	20.	aufbewahren, sparen	5	nicht aufbewahren, sparen
3.	das Verschwinden	5	ich weiß nicht	21.	erlauben	5	nicht erlauben
4.	fremdes	3	eigenes	22.	geizig	8	nicht geizig
5.	unten	6	niedrig	23.	sich fügen	7	sich nicht fügen
6.	Feind	15	kein Feind	24.	vergessen	5	nicht vergessen
7.	wegstoßen	20	ich weiß nicht	25.	leicht	3	schwer
8.	sich entfernen	3	dableiben	26.	Sieg	5	nicht siegen
9.	außen	5	welches äußere	27.	Munterkeit	18	ich weiß nicht
				28.	befehlen	8	ausführen
10.	hart	3	weich	29.	versöhnen	25	versöhnen
11.	rauh	8	weich	30.	zerstören	5	aufbauen
12.	schön	5	häßlich	31.	begrenzen	10	ich weiß nicht
13.	Verbesserung	10	Erstaunen (nein so was!)	32.	sich beeilen, eilen	15	ich weiß nicht
14.	vermehren	15	nicht vermehren	33.	Kummer	5	Glück
				34.	Streit	15	streiten
15.	laut	3	leise	35.	Überfall	5	sich verteidigen
16.	Ruhe	2	ruhig	36.	Angriff	8	sich verteidigen
17.	Ähnlichkeit	3	ich weiß nicht	37.	Wahrheit	17	ich weiß nicht
18.	Minderheit	3	Mehrheit	38.	Zurückhaltung	25	offen

* Instruktion: „Mit einem Wort entgegengesetzter Bedeutung antworten“.

faches Kennzeichen auszudenken, wenn ihm die Abbildung eines Menschen unangebracht erschien.

Besonders deutlich tritt diese Umstellungsschwierigkeit des Patienten beim Klassifikationsexperiment mit bunten Kärtchen in Erscheinung (Poljakow-Variante). Die Patienten sortieren die Bilder nach ihrer Farbe und sind dann nicht in der Lage, sie nach ihrer Form zu ordnen.

Geringes Umstellungsvermögen offenbaren die Patienten auch beim Versuch „Vermitteltes Erinnern“. Wenn sie als Gedächtnisstütze für ein Wort irgendein Bild ausgewählt haben, sind sie nicht mehr imstande, für das gleiche Wort ein zweites Bild auszusuchen. Die Aufgabe ist für die Patienten im Prinzip lösbar, jedoch streben sie ihre Lösung nur mit einer bestimmten Methode an.

Äußerst aufschlußreich sind bei dieser Patientengruppe die Ergebnisse des assoziativen Experiments. Sie lassen folgende Besonderheiten erkennen (Tabelle 11):

1. Eine lange Latenzperiode zwischen dem Wortreiz und der Antwortreaktion, die mitunter 20 bis 30 Sek. dauert.

2. Verspätete Reaktionen: Die Patienten antworten nicht auf den augenblicklichen Wortreiz, sondern auf einen früheren, der bereits verklungen ist.

3. Die Patienten reagieren im zweiten Teil unseres Versuchs (bei Wiederholung der Reize) mit dem gleichen Wort wie beim ersten Vorsprechen.

Die „verspäteten“ Antworten unserer Patienten stellen eine wesentliche Abweichung vom normalen Verlauf der Assoziationen dar. Sie zeugen davon, daß der

Tabelle 11

Sammeltabelle mit Ergebnissen des assoziativen Experiments bei 10 Patienten mit Zähigkeit des Denkens

Patient	Latenzperiode in Sek.	Verspätete Antworten	Perseveration beim 2. Vorsprechen	Außersignalische Antwort	Ungelenkte Antwort	Verweigerung der Antwort beim 3. Vorsprechen
1. T.	2,0–21,5	3	11	—	—	9
2. T.	3,5–10,5	5	10	—	—	7
3. L.	4,5–20,0	8	5	—	—	5
4. Sl–ij	3,5– 9,5	7	3	—	—	4
5. A.	5,5– 8,5	6	7	—	1	3
6. M–ij	3,5–10,5	5	8	4	—	10
7. R–w	5,0–33,0	4	6	—	—	—
8. G–w	1,5– 6,5	—	6	—	4	—
9. K–w	2,5– 3,5	3	3	—	2	—
10. D–n	3,5– 6,5	5	7	1	1	2

verklungene Reiz einen größeren Signalwert hat als der augenblickliche. Um den Mechanismus dieser Besonderheiten zu präzisieren, ist es zweckmäßig, den Aufbau des assoziativen Experiments noch einmal zu analysieren. Das Wort, mit dem der Prüfling auf einen Reiz reagiert, ist nicht die einzige Assoziation, die bei ihm hervorgerufen wird. Der Umstand, daß er nur mit dem *einen* Wort reagiert, geht ja darauf zurück, daß die vom Vl gegebene Anweisung, das heißt die Aufgabe, *ein einziges*, und dazu das *erste* ihm eingefallene Wort verlangt. Die übrigen Wörter, die im gleichen Zusammenhang entstehen, werden unterdrückt. Der nächste Wortreiz ruft bereits neue Assoziationen hervor; anders ausgedrückt: Die Antwortreaktion des Patienten wird jedesmal durch den *aktuellen* Reiz bedingt. Die Akualität des Reizes aber wird von der gleichbleibenden Aufgabe, von der Instruktion bestimmt. A. N. Leontjew und T. A. Rosanowa konnten nachweisen, daß ein und dieselben Reize bei *Änderung des Sinns der Aufgabe* (d. h. der Instruktion) verschiedene assoziative Verbindungen hervorrufen. Fixierung und Reproduktion der assoziativen Verbindungen müssen daher im Zusammenhang mit der gestellten Aufgabe erfolgen.

Auf unser Experiment angewandt, bedeutet das, daß nur die im gegebenen Augenblick ausgesprochenen Wörter assoziative Verbindungen hervorrufen sollten, daß sie allein als Signal für eine Antwortreaktion zu dienen hatten. Die Assoziationen hingegen, die als Ergebnis früher vorgesprochener Wortreize enstanden, hätten nicht aktualisiert werden dürfen; sie hätten ihren Signalwert verlieren müssen.

Bei unseren Patienten wird das aktuell tönende Wort mit dem verklungenen vertauscht, so daß der agierende Reiz keine Signalbedeutung anzunehmen vermag.

Besonders ausgeprägt tritt diese verzögerte Aktualisierung der Assoziationen und die Tendenz zur Perseveration bei Epileptikern in Erscheinung. Aufgaben zur Klassifikation von Gegenständen und zur Begriffsbestimmung, bei denen die Notwendigkeit, ein einziges Wesensmerkmal auszusondern und die übrigen zu unterdrücken, besonders zwingend ist, bereiten den Patienten große Schwierigkeiten, denn bei diesen Kranken tauchen bei jeder Aufgabe alle faktischen Beziehungen empor — sie können nichts weglassen oder ausschließen, nichts scheint ihnen die betreffende Frage genügend auszuschöpfen. Aus diesem Streben nach Präzisierung, dem Wunsch, die Vielfalt der Sachverhalte bei der Lösung einer Frage voll auszuschöpfen, resultiert auch jenes eigenartige epileptische Räsonieren, das sich durch Zähigkeit, Umständlichkeit und Detailnähe auszeichnet.

Führen wir als Beispiel die Äußerungen eines Epileptikers (A.) aus der genannten Gruppe an. Ihm wurde aufgetragen, das Wort „Tisch" zu definieren. „Der Tisch ist aus Holz gemacht, das stimmt nicht ganz, das ist nicht gut für den Begriff ‚Tisch', denn es gibt nicht nur Tische aus Holz, sondern auch aus Metall, aus Ziegelsteinen läßt sich auch ein Tisch machen. Der Tisch ist ein Gegenstand, der vier Beine hat, auf denen parallel zum Fußboden oder zur Erde ein glattes Brett ruht; man kann auch die Maße angeben. Das ist der allgemeine Begriff ‚Tisch', hierbei ist zu beachten, daß Tische verschiedene Bestimmung haben. Das Typische ist, wie sie stehen, die Beine können verschieden sein. Ferner lassen sich die Tische aufteilen in Küchen- und Schreibtische, das heißt Tische mit Schrankfächern. Ich bin der Meinung, daß von den vorhandenen Definitionen keine befriedigt. Ein Gegenstand, der aus Beinen und Platte besteht, wobei die Platte eben ist und auf Stützen ruht, auch die unterschiedliche Höhe ist zu erwähnen. Sie wird dadurch bestimmt, ob er zum Essen oder zur Arbeit dient. Es fällt schwer, die Gaststättentische einzuordnen, sie sind sehr hoch. Ein Brett, das auf Stützen angebracht ist und dem Menschen dient; aber das braucht noch kein Tisch zu sein, es ist ein Brett. Der Tisch wird als solcher dadurch gekennzeichnet, daß er sich auf einer bestimmten Höhe vom Erdboden befindet und die Bedürfnisse der Menschen befriedigt . . ."

Es wurde hier nur ein kurzer Ausschnitt aus der Argumentation des Patienten angeführt, der sich fast eine halbe Stunde bemühte, zu definieren, was ein Tisch sei, und zu guter Letzt dennoch unbefriedigt blieb, weil ihm das Gesagte nicht vollends das Problem auszuschöpfen schien. Der Patient empfindet dabei *Unzufriedenheit mit seinen eigenen Urteilen infolge seines Unvermögens*, die konkreten, den Tisch charakterisierenden Momente in einem Satz wiederzugeben.

Ein anderer Patient (R.) vermag sich bei einem Versuch, bei dem ein Gegenstand durch Verallgemeinerung von drei anderen ausgeschlossen werden soll („Methode des Ausschließens"), in keiner Weise auf eine Lösung festzulegen.

Aufgezeichnet sind: Tisch, Stuhl, Sofa und Lampe. Der Patient wird gebeten, den Gegenstand anzugeben, der nicht zu den übrigen paßt. Der Patient überlegt sehr lange und ist trotzdem am Ende noch nicht von der Richtigkeit seiner Antworten überzeugt: „Den Stuhl kann man mühelos ausschließen, denn wenn mehrere Leute da sind, können sie sich aufs Sofa setzen, das ist die erste Variante. Die zweite Variante ist dann, wenn wenige Menschen da sind oder nur einer — da kann das Sofa ausgeschlossen werden, nicht das weiche, sondern das harte. Die dritte Variante ist, wenn es sich am Tage abspielt — dann kann die Lampe entfernt werden. Die vierte Variante — man schließt den Tisch aus und setzt sich aufs Sofa, legt etwas auf den Stuhl und kann darauf schreiben. Natürlich ist das mit Unbequemlichkeiten verbunden, aber es läßt sich machen. Man kann die Lampe wegnehmen, weil sie nicht gleichartig ist, aber wenn es Abend wird, geht das nicht . . ." usw.

Der Patient versucht, alle realen Situationsmöglichkeiten in seiner Antwort zu berücksichtigen, er kann sich auf keine seiner Schlußfolgerungen festlegen, er „klebt" an der Aufgabe und tritt faktisch auf der Stelle.

Die Gegenüberstellung der Ergebnisse unserer Experimente mit den klinischen Beobachtungen und den Daten des pathophysiologischen Experiments läßt erkennen, daß es sich im gegebenen Fall um eine Beweglichkeitsstörung der kortikalen Neurodynamik in Richtung der Trägheit handelt.

Pawlow* charakterisiert die Schwächung der Beweglichkeit der Nervenprozesse in Richtung der Trägheit als das „Unvermögen, mit den Schwankungen des Milieus Schritt zu halten", oder als „Unvermögen, sich der Forderung der äußeren Bedingungen rasch anzupassen und einem Reiz vor dem anderen den Vorzug zu geben".

Die obengenannte Anfälligkeit gegenüber den Folgen des verklungenen Reizes kann durchaus vom Unvermögen des Patienten zeugen, mit den neu auftauchenden Reizen „Schritt zu halten".

Die psychologischen Untersuchungen der Patienten dieser Untergruppe weisen somit auf eine Störung der Denkdynamik hin, die gewissermaßen als das „Negativ" jener Störung erscheint, wie wir sie im vorhergehenden Paragraphen geschildert haben. War bei Patienten im hypomanischen Zustand die Konsequenz des Denkens infolge der Vielzahl der anstürmenden Assoziationen gestört, so ist bei den hier geschilderten Patienten die Störung der logischen Denkstruktur darauf zurückzuführen, daß die Assoziationen einander nicht abwechselten.

Bei seiner Analyse der psychopathologischen Erscheinungen verwies Pawlow auf die Bedeutung, die den Störungen der Beweglichkeit der Nervenprozesse zukommt. Dem gleichen Problem sind auch viele Arbeiten von neueren russischen Physiologen und Psychiatern gewidmet. So stellten S. D. Kaminski und W. N. Sawtschuk bei Hypertoniekranken eine Störung in der Beweglichkeit der Nervenprozesse fest, D. E. Melechow und W. M. Kamenskaja eine solche bei Großhirnverletzungen, A. S. Remesowa, M. I. Seredina bei Epilepsie usw.

* Pawlow, I. P., Sämtliche Werke, Bd. III/2, Akademie-Verlag, Berlin 1953, S. 268.

3. Störung der Folgerichtigkeit des Urteils

Diese Art der Denkstörungen wurde bei 78 Patienten beobachtet, und zwar bei verschiedenen Erkrankungsformen: bei späten Folgen eines geschlossenen Hirntraumas (48 Patienten), bei Folgeerscheinungen überstandener Enzephalitis (10 Patienten), bei Schizophrenie (10 Patienten) und bei Gefäßerkrankungen des Gehirns (10 Patienten).

Die genannte Störung nahm je nach dem Grad ihrer Intensität verschiedene Formen an.

Bei sämtlichen Anstaltspatienten wurde traumatische Enzephalopathie nach geschlossenen Schädel-Hirntraumen diagnostiziert. Alle Patienten — Männer mittleren Alters (30 bis 50 Jahre) — erlitten die Schädelverletzungen lange vor ihrer Einlieferung in die Anstalt (5 bis 10 Jahre); bei drei Patienten waren neue Kopfquetschungen hinzugekommen. Der periodisch eintretenden Verschärfung oder Verschlimmerung des Zustands dieser Kranken gingen in der Regel gewisse zusätzliche Momente voraus (Psychogenie, Alkohol, Infektionen).

Der klinische Zustand der Patienten war als asthenisch gekennzeichnet. Bei allen wurden erhöhte Ermüdbarkeit, Erregungsschwäche und Unverträglichkeit von starken Reizen wie grelles Licht oder heftige Laute festgestellt; in Tagebüchern kommen Eintragungen vor, die auf Schlafstörungen, Kopfschmerzen oder Stimmungsschwankungen hinweisen. Im Gespräch traten den Patienten häufig Tränen in die Augen. Sie ertragen keine mehr oder minder lange geistige Anstrengung. Wenn sie sich an Arbeiten beteiligten, warfen sie bald die Arbeit wieder hin und erklärten, sie seien erschöpft, oder, sie seien der Arbeit überdrüssig. Sie ermüdeten rasch beim Lesen und behaupteten, das Gelesene schlecht zu verstehen. Fast allen Patienten war der II. oder III. Invaliditätsgrad zuerkannt. Der größte Teil von ihnen arbeitete zwar, bei den meisten war jedoch die berufliche Qualifikation vermindert.

Die pathophysiologische Untersuchung dieser Gruppe von Patienten, die unter der Konsultation S. D. Kaminskis vorgenommen wurde, ergab Konzentrationsschwäche des Erregungs- und des Hemmungsprozesses sowie ausgeprägte fortschreitende Hemmung.

Die Patienten mit Folgeerscheinungen der Enzephalitis waren Frauen im Alter von 17 bis 45 Jahren, die mehrere Jahre vor ihrer Einlieferung eine schwere Grippe durchgemacht hatten. Bei vier von ihnen wurden in der Anamnese auch noch andere infektiöse Krankheiten festgestellt. Im klinischen Bild war der Zustand gesteigerter Asthenie vorherrschend. Die meisten klagten über Schwäche, über rasche Ermüdbarkeit, Tränensucht und schlechte Laune. Die pathophysiologische Untersuchung dieser Patientinnen ergab Schwäche des Erregungs- und Hemmungsprozesses.

Wir führen zur Illustration dieser Patientengruppe zwei kurze Auszüge aus der Krankengeschichte des Patienten L—k an.

Patient L—k (Zitat aus der von Dr. M. P. Basarowa geführten Krankengeschichte), Geburtsjahr 1907, 1952 zum zweiten Mal in das Gannuschkin-Hospital eingeliefert, Diagnose: traumatische Enzephalopathie.

Gesund aufgewachsen, war ein guter Schüler, arbeitete als Ökonom. Erlitt 1942 eine Kontusion. 1946 traten Kopfschmerzen und Schlaflosigkeit ein. Invaliditätsstufe III zuerkannt. War im folgenden als stellvertretender Vorsitzender einer Schwerbeschädigtengenossenschaft beschäftigt. 1953 verschlimmerte sich sein Zustand, es traten Schlaflosigkeit und Ermüdungserscheinungen während der Arbeit auf sowie hartnäckige Kopfschmerzen. Der Patient wurde reizbar, leicht erregbar und begab sich infolgedessen erneut in Krankenhausbehandlung.

Psychischer Zustand: Der Patient ist orientiert, gesprächig, dabei gemütsschwach, neigt zum Weinen.

Lachen und lautes Sprechen reizen ihn.

Die pathologische Untersuchung durch M. I. Basarowa ergab Konzentrationsschwäche des Erregungs- und des Hemmungsprozesses (breite Irradiation des Erregungsprozesses und ausgeprägte fortschreitende Hemmung).

Ergebnisse der experimentalpsychologischen Untersuchung:

Beim Versuch „Klassifikation von Gegenständen" beginnt der Patient nach einem bestimmten verallgemeinerten Merkmal zu sortieren, bildet Gruppen für Transport, Möbel und Tiere; er arbeitet zügig, ohne sich ablenken zu lassen. Plötzlich kommen ihm bei der Gruppe der Pflanzen Zweifel, wo er den Fliegenpilz unterbringen soll: „Der ist schädlich, ich lege ihn beiseite." Ebenso weiß er nicht, wo er den Käfer einordnen soll: „Ich lege ihn zum Buch und zum Heft, er wird in der Schule gelehrt."

Vl: „Ist das richtig, was sie da tun?"

Der Patient blickt etwas zerstreut drein und sagt: „Moment. Ja, ich habe hier Geschirr, Möbel, Pflanzenwelt, natürlich, auch der Pilz gehört zu ihr, ganz unabhängig davon, ob er schädlich ist oder nicht; und den Käfer lege ich zur Tierwelt." Schließlich hat der Patient folgende Gruppen beisammen: Menschen, Tiere, Pflanzen, Geschirr, Möbel, Schulzubehör, Haushalt. Der Vl ersucht ihn, doch noch einige Gruppen zusammenzulegen. Patient: „Die Menschen mit den Tieren, ja? Pflanzen, und wie weiter? Das übrige läßt sich nicht vereinigen: Wie kann man denn Hausrat mit Schreibutensilien zusammenbringen?" Der Patient ist merklich erschöpft, leichtes Händezittern sowie Schweißbildung setzen ein. Der Vl lenkt auf ein Thema ab, das mit dem Versuch nichts zu tun hat; nach fünf Minuten nimmt der Patient auf Bitten des Vl erneut die Aufgabe in Angriff und führt sie richtig zu Ende.

Methode des Ausschließens: Dem Patienten wird ein Kärtchen vorgelegt, auf dem ein Portemonnaie, eine Aktenmappe, ein Buch und ein Beutel dargestellt sind. Der Patient sagt: „Das Portemonnaie muß in die Tasche, nein, die Aktenmappe ist überflüssig. Das Buch kann in die Aktenmappe; lassen Sie mich überlegen — das Buch gehört nicht her, in die anderen Gegenstände läßt sich etwas hineinlegen."

Als ihm das Blatt mit Waage, Brille, Thermometer und Uhr gezeigt wird, sagt der Patient: „Die Brille gehört nicht hierher, die braucht nicht jeder, der eine trägt sie, der andere nicht. Die übrigen Gegenstände dienen zum genauen Messen, die Brille nicht." Nun werden Sonne, Kerze, Petroleumlampe und Glühbirne gezeigt. „Die Sonne ist herauszunehmen, sie stellt eine natürliche Lichtquelle dar, aber wenn es Tag ist, dann ist auch das übrige unnötig."

Auf diese Weise löst der Patient die Aufgabe richtig und zugleich inadäquat.

Assoziatives Experiment (Variante I und II): Es wurde mit demselben Patienten durchgeführt und ergab eine adäquate Übereinstimmung der einzelnen Reaktionen mit dem Wortreiz. Die Latenzperiode ist verlängert (im Durchschnitt 4,5 Sek.). Bisweilen dauert sie 7 bis 11 Sek. Bei der Wiederholung derselben Wortreize kann man beim Patienten eine Neigung zu gleichartigen Antworten beobachten, ungeachtet der Anweisung, mit einem anderen Wort zu antworten (vgl. Tabelle 12). In 12 von 35 Fällen gibt der Patient dieselbe Antwort wie in den vorangegangenen Durchgängen (dabei erhöht sich die Latenzperiode im Durchschnitt auf 6,3 Sek.). Beim Assoziationsexperiment, bei dem Reaktion mit einem Wort von entgegengesetzter Bedeutung verlangt wird (Variante III), verlieren die Antworten des Patienten oft ihren gelenkten Charakter. So ruft zum Beispiel das Wort „geizig" die Reaktion „Pljuschkin" [Geizhals in Gogols „Tote Seelen"] hervor (Tabelle 13).

Auszug aus der Krankengeschichte der Patientin P., 17 Jahre alt, (Krankengeschichte geführt von Dr. GROMOWA).

Die Krankheit brach bei dem bis dahin gesunden dreizehnjährigen Mädchen nach einer schwer verlaufenen Grippe aus. Der langwierige Verlauf der Grippeerkrankung, die in der kritischen Phase mit hoher Temperatur, hartnäckigen Kopfschmerzen, Schwindelanfällen und Schwäche verbunden war, läßt grippale Enzephalitis vermuten. Das gesamte weitere Krankheitsbild — lange Schwächung, ununterbrochene Kopfschmerzen und Schwindelgefühl — zeugt von der Stabilität der Störungen und bestätigt im Verein mit den beobachteten neurologischen Symptomen einer Affektion des zentralen Nervensystems die mutmaßliche Diagnose.

Im psychischen Zustand der Patientin traten Erscheinungen einer akuten Asthenie in den Vordergrund, die sich in Form von Schwäche, gesteigerter Ermüdbarkeit und Erregungsschwäche äußerten. Diese Symptome waren mit häufig auftretenden starken Kopfschmerzen, Schwindelgefühlen, Unverträglichkeit von Wärme, Überempfindlichkeit gegen Geräusche und ängstlicher Depression verbunden.

Die Erscheinungen der Schwäche und der verstärkten Ermüdbarkeit traten nicht nur im subjektiven Empfinden der Patientin auf, sie äußerten sich auch in ihrem Verhalten und wirkten sich auf ihre Arbeitsfähigkeit aus; die Patientin war gezwungen, ihre Ausbildung in der Schule abzubrechen.

Ergebnisse der experimentalpsychologischen Untersuchung:

Gemäß der Methode „Klassifikation von Gegenständen" bildet die Patientin Gruppen für Tiere und Pflanzen; dann „rutscht" sie plötzlich von der verallgemeinernden Lösungsmethode ab und beginnt die Bilder nach ihren konkreten Merkmalen zu gruppieren: „Das Thermometer kann zum Arzt." — „Die Möbel können mit dem Geschirr zusammengelegt werden, man stellt ja oft Geschirr auf den Tisch." Indessen kehrt sie bei dem Hinweis des Vl, daß nur wenige Gruppen gebildet werden sollen, zu ihrer früheren verallgemeinernden Lösungsmethode zurück und führt die Aufgabe richtig zu Ende.

Beim Experiment des „Ausschließens" will die Patientin aus der Gruppe „Kerze, Lampe, Sonne und Glühbirne" die Kerze herausnehmen: „Im Zeitalter der Technik

Tabelle 12

Assoziatives Experiment
Patient L—k

Wortreiz	1. Vorsprechen		2. Vorsprechen		3. Vorsprechen	
	Latenzperiode	Antwortreaktion	Latenzperiode	Antwortreaktion	Latenzperiode	Antwortreaktion
1. Brot	2	Messer	1,5	Messer	1,5	Gabel
2. Lampe	7	Docht	1,6	Docht	12	Feuer
3. Gesang	4	Tanz	2	Tanz	2	Tanz
4. Rad	7	Wagen	3,5	Kutsche	3,5	Auto
5. Schönheit	3,5	Mädchen	5	schöne	10	schön
6. Krieg	2	Vaterland	1	Vaterland	3	Frieden
7. Luft	7	frisch	1,5	frisch	3,5	frisch
8. Entwicklung	6,5	Buch	2	Buch	2	Lehre
9. Klingel	2,5	Tür	2	Tür	3,5	Tür
10. Mond	10,5	Himmel	2	Himmel	2	Himmel
11. Höhle	2,5	Berg	4,5	Berg	5	Berg, ich weiß nicht
12. Bruder	1,5	leiblicher	1,5	leiblicher	2,5	leiblicher
13. Heilung	2,5	Arzt	2,5	Arzt	2	Arzt
14. Beil	6,5	Eisen	2	Eisen	5,5	Brecheisen
15. Kopf	2	des Menschen	3	Mensch	12	Tier
16. Beere	2,5	Früchte	3	Früchte	6,5	Früchte
17. Täuschung	5	Gauner	2	Gauner	3	Spitzbube
18. Spiel	6	Domino	2	Domino	8	Karten
19. Zweifel	5	Frage	3,5	Unklarheit	5	Unklarheit
20. Ziel	3,5	Leben	2	Leben	3,5	Scheibe
21. Grausamkeit	4,5	böse	9	böse	15	streng
22. Tiefe	4	Meer	3	Meer	12	Meer, Ozean
23. Gewissen	3	reines	2	Sauberkeit	10	Menschliches
24. Fall	3	Stein	2,5	Stein	5	Höhe
25. Wald	3,5	Kiefer	3	Tanne	7,5	Schonung

wird sie nicht mehr gebraucht.“ Bei der folgenden Gruppe (Waage, Uhr, Thermometer, Brille) sondert die Patientin folgerichtig die Brille aus und erklärt dazu: „Die übrigen Gegenstände sind Meßinstrumente.“ Eine Weile später gleitet sie erneut auf eine niedrigere Lösungsstufe ab und teilt die Gegenstände nach ihren konkreten Einzelmerkmalen ein.

Die Patientin erfaßt den übertragenen Sinn der Sprichwörter, mitunter ordnet sie ihnen jedoch nicht die richtigen Sätze zu. Nachdem sie zum Beispiel eine adäquate Erklärung des Sprichworts „Es ist nicht alles Gold, was glänzt“ gegeben hatte, ordnete sie ihm den Satz zu: „Gold ist schwerer als Eisen.“

Das assoziative Experiment weist eine leicht erhöhte Latenzperiode nach, die bis zu 5 Sek. dauert, ferner eine zeitweilig ungenügende Gerichtetheit der Antwortreaktionen (Sieg [russ. pobjeda] — Auto, schön — Mensch, trocken — Wind) (Tabelle 14 und 15).

Tabelle 13

Assoziatives Experiment*, Variante III
Patient L—k

Wortreiz	Latenz-periode	Antwortreaktion
stumpf	2	spitz
dünn	3,5	dick
schmutzig	3,5	sauber
fremd	2,5	eigen
Unterteil	4	Oberteil
groß	3	klein
Feind	2,5	wird besiegt
jünger	3	älter
hoch	2	niedrig
hart	2,5	weich
trocken	2	naß
schön	3	entzückend
Ruhe	4,5	Unruhe
Ähnlichkeit	3,5	Unterschied
Minderheit	2,5	fügt sich der Mehrheit
Vergessen	3	Zerstreutheit
geizig	2	Pljuschkin
leicht	2	schwer
Sieg	2	Niederlage
Kummer	3	Verzweiflung
Vormarsch	2	Rückzug
jünger	2,5	älter
Wahrheit	2,5	Ehre
ganzmachen	2	nun, Schuhe etwa
Kummer	2	schlecht

* Die Anweisung lautet: „Antworten Sie mit einem Wort von entgegengesetzter Bedeutung!"

Die Patienten dieser Untergruppe waren somit imstande, das Material zu verallgemeinern, im Laufe der Arbeit jedoch „wichen sie auf einen falschen Lösungsweg" ab. Besonders gegen Ende des Experiments häuften sich die Fehler. Ebenso verringerte sich zum Ende des Experiments hin auch das Tempo des Lösungsvorgangs; die Latenzperiode beim assoziativen Experiment verlängerte sich. Schwankte die Latenzperiode bei den ersten acht Wortreizen noch zwischen 1,5 und 3 Sek., so bei den nächsten acht bereits zwischen 2,5 und 4,5 Sek. und bei den darauffolgenden zwischen 4,5 und 5,5 Sek.

Die Anzahl der Perseverationen war jedoch verhältnismäßig gering, wenn man sie mit der bei Patienten mit Denkzähigkeit vergleicht. Besonders charakteristisch waren dagegen die vielen ungelenkten Antwortreaktionen (bei 15 von 16 Patienten [s. Tabelle 16], während von den 10 Patienten, bei denen Denkzähigkeit auftrat,

Tabelle 14

Daten des assoziativen Experiments, Variante II
Patientin Pan—na

Wortreiz	1. Vorsprechen		2. Vorsprechen		3. Vorsprechen	
	Reaktionszeit in Sek.	Antwortreaktion	Reaktionszeit in Sek.	Antwortreaktion	Reaktionszeit in Sek.	Antwortreaktion
Brot	2	Mehl	2	Essen	10	Fabrik
Lampe	2	Petroleum	2	Beleuchtung	15	Petroleum angezündet
Gesang	3	Musik	2	Unterhaltung	5	Musikschule
Rad	2	Auto	6	Auto	25	im Betrieb
Schönheit	3	Frau	35	Frau	16	Natur
Krieg	5	Frieden	3	Frieden	4,5	Vaterländischer
Luft	2,5	atmen	3	atmen	4	Bombenabwurf
Entwicklung	9	Mensch	5	Sauerstoff	7,5	schlechte
Klingel	3	Gehör	15	Klingelleitung legen		in der Wohnung
Höhle	9,5	Erde	5	unter der Erde	4,5	Natur
Beil	2,5	Holz	3,5	Holz	5,5	Arbeit
Seele	3,5	Himmel	4	Himmel	8	leuchtet nachts
Bruder	6,5	Schwester	3	Schwester	4,5	leiblicher
Heilung	5,5	Arzt	3,5	Arzt	4,5	Krankenhaus
Kopf	5,5	Mütze	3	Mütze	4,5	Hand
Spiel	7,5	Ball	3,5	Ball	4	Fußball

Tabelle 15

Assoziatives Experiment, Variante III
Patientin P—n

Wortreiz	Latenzperiode	Antwortreaktion
stumpf	2	spitz
dünn	2	dick
schmutzig	2	häßlich
fremd	1,5	eigen
Unterteil	2	Oberteil
groß	2	klein
Feind	1,5	Kamerad
jünger	2	älter
hart	1,5	weich
trocken	2,5	Wind
schön	2	Mensch
ruhig	2,5	laut
vergessen	3	erinnern
Sieg [pobjeda]	3,5	Auto
geizig	3,5	freigebig
vorrücken	4,5	zurückziehen

nur zwei einen ähnlichen Antworttyp zeigten); jedoch waren bei vielen Patienten diese ungelenkten Antworten am häufigsten (6 bis 11).

Perseverationen kamen in der I. Variante des Assoziationsexperiments ganz vereinzelt vor; bei der II. Variante waren sie stärker vertreten (bei 12 von 16 Patienten). Dennoch war ihre Zahl bedeutend geringer als bei den Patienten mit Denkzähigkeit (im Durchschnitt 4 gegenüber 7). Die Latenzperiode war nur leicht erhöht (3,5 bis 4,5 Sek.).

Tabelle 16

Ergebnisse des Assoziationsexperiments bei 16 Patienten mit inkonsequenten Urteilen

Name des Patienten	Variante I		Variante II		Variante III	
	Latenz-periode	Perse-vera-tionen	Latenz-periode	Perse-vera-tionen	Raktions-ver-weigerung	Anzahl der ungelenkten Antwort-reaktionen
1. Al—w	1	2	7,5	5	1	7
2. Tschap-n	4,5	—	5,5	3	—	8
3. L—k	3,5	—	3,5	1	—	10
4. B—n	6	—	6,5	6	2	11
5. N—w	3,5	1	3	—	—	5
6. P—a	6,5	1	5	6	—	4
7. K—w	3,5	—	3,5	—	—	6
8. Sw—a	3,5	—	4	—	—	5
9. F—a	4,5	—	5,5	6	2	3
10. Ch—n	5,5	1	6,5	5	1	2
11. K—a	4	2	4,5	—	—	6
12. S—a	4,5	—	4,5	6	1	2
13. Pr—w	3,5	—	4,5	1	—	6
14. M—b	3,5	1	4,5	5	—	9
15. W—n	4,5	—	6,5	6	2	—
16. K—k	4	—	7,5	5	1	8

Somit weisen die Ergebnisse des Assoziationsexperiments bei Patienten der besprochenen Untergruppe eine besondere Störung der Dynamik des Assoziationsprozesses nach, die nicht in einer Störung des zeitlichen Ablaufs der Assoziationen besteht — in einer Veränderung ihrer Beweglichkeit —, sondern die auf die unzureichende Orientierung der Assoziationen zurückzuführen ist.

Wie im Kapitel „Untersuchungsmethoden" erwähnt, hatte bereits Setschenow auf den gerichteten Charakter unserer Assoziationen hingewiesen; die Instruktion des Vl, in einer bestimmten Weise zu antworten, machte nicht nur gesunden Prüflingen, sondern auch Patienten mit herabgesetztem Verallgemeinerungsniveau keine Mühe. Letztere fanden das passende Wort auf Grund ihres geringen Wissensstandes nicht. In dem einen Fall blieb die Antwortreaktion aus, in dem anderen beschränkte sie sich auf eine Verneinung (gesund — nicht gesund, freigebig — nicht freigebig); jedoch behielt die Assoziation ihren gelenkten Charakter.

Die Ungerichtetheit der Assoziationen bei unseren Patienten zeugt davon, daß deren Denken ungenügende Zielgerichtetheit aufweist, daß die Urteile der Patienten für einen Bruchteil der Zeit nicht mehr durch die Instruktion bestimmt werden. Daher mangelt es den Urteilen der Patienten an Konsequenz, und ihre Schlußfolgerungen sind oft falsch: Die logische Denkstruktur wird für eine gewisse Zeit gestört.

Eine Gegenüberstellung unserer Ergebnisse mit den klinischen und pathophysiologischen Daten, die bei dieser Patientengruppe Schwächung des Erregungs- und des Hemmungsprozesses sowie schnelles Verlöschen der erworbenen bedingten Reflexe ergaben, läßt die Vermutung zu, daß die Schwankungen in den von unseren Patienten erzielten Lösungen durch die rasche Erschöpfbarkeit ihrer psychischen Prozesse verursacht werden.

Der Störung liegt offenbar der Prozeß der Schutzhemmung zugrunde, der bei diesen Patienten schnell einsetzt. Pawlow hat wiederholt darauf hingewiesen, daß bei verminderter Aktivität der Hirnrinde jede Aufgabe, die eine konzentrierte Erregung eines bestimmten Punktes verursacht, die Hemmung der übrigen Rindenzonen induziert.

Eine ganze Reihe klinischer Prozesse sind ihrem Wesen nach nur verschieden gestaltete Erscheinungen dieser diffusen Hemmung. Wenn Patienten darüber klagen, daß sie vergessen, was sie gelesen haben oder was man ihnen aufgetragen hat, dann sieht das oft wie eine Störung der Merkfähigkeit aus; wenn sie darüber klagen, daß nebensächliche, unbedeutende Vorgänge wie die Unterhaltung der Nachbarn oder ein leise spielendes Radio sie bei der Arbeit behindern, so wirkt das wie „Zersplitterung" der Aufmerksamkeit. In Wirklichkeit sind alle diese Symptome Ausdruck einer einzigen Störung — der überaus leicht einsetzenden Hemmung.

Das deckt sich mit den Untersuchungen der sowjetischen Physiologen, die nachweisen, daß bei asthenischen Zuständen passive Hemmung (A. G. Iwanow-Smolenski, G. A. Asratjan, I. G. Miroljubow, I. A. Paworinski) und ausgedehnte Irradiation des Erregungsprozesses vorherrschen.

So besteht auch diese Denkstörung nicht in einer Behinderung der Verallgemeinerungs- und Abstraktionsfähigkeit. Es konnte bei den Patienten keine chaotische Assoziationsbildung und keine Beschleunigung des Assoziationstempos beobachtet werden. Erschwert wurde die geistige Produktion der Patienten hingegen durch deren mangelhaftes Vermögen, sich auf eine neue Arbeitsmethode umzustellen; die logische Denkstruktur erwies sich bei dieser Untergruppe dadurch als gestört, daß der adäquate Charakter der Urteile bei diesen Patienten kein *stabiler und konstanter* Reaktionsmodus war. Infolge der raschen Ermüdung rutscht der richtige „Gedankengang" des Patienten, rutscht sein Verallgemeinerungsniveau auf eine tiefere Stufe ab, und seine Urteile bleiben dann für eine gewisse Zeitlang unmotiviert. Bisweilen tritt eine solche Erschöpfung der Denktätigkeit im Verein mit Trägheit auf; in diesem Fall zeigen dann die Störungen einen stärker ausgeprägten Charakter.

Wie bereits oben erwähnt wurde, waren analoge Denkstörungen bei Patienten mit unterschiedlichen Erkrankungen zu beobachten, so auch bei Schizophrenen mit neuroseähnlichen Symptomen. Die Untersuchung ergab, daß sich diese Inkonsequenz der Urteile bei einer Besserung im Zustand des Patienten infolge therapeutischer Behandlung (Elektroschlaf — Beobachtungen von TITAJEWA) verringerte. Eine ähnliche Störung konnten wir auch bei Schizophrenen im Stadium der Remission feststellen. Dennoch lassen sich, ungeachtet der Tatsache, daß die Denkstörungen der zu dieser Gruppe zählenden Schizophrenen durch Inkonsequenz des Urteilens gekennzeichnet sind, in der Struktur der geistigen Tätigkeit dieser Kranken gewisse Züge beobachten, die sie von den posttraumatischen Denkstörungen dieses Typs unterscheiden. So war bei ihrer geistigen Tätigkeit die Ermüdbarkeit weniger ausgeprägt; überdies trat bei ihnen inkonsequentes Urteilen oft im Zusammenhang mit Elementen einer Störung der Zielstrebigkeit, mit dem Nichtvorhandensein einer Beziehung zu unterlaufenen Fehlern auf. Weiterhin muß bemerkt werden, daß in einigen Fällen, wo die Inkonsequenz des Urteilens bei Schizophrenen infolge einer Heilbehandlung nachließ, andere Formen der Denkstörung zutage traten, wie zum Beispiel Deformation des Verallgemeinerungsniveaus. Die Erschöpfbarkeit der Denktätigkeit war also in gewissen Fällen der Schizophrenie ein „Deckmantel" für tiefere Denkstörungen — ein Phänomen, das wir auch bei der Untersuchung von Patienten im Stadium der Remission häufig beobachten konnten.

4. Erhöhte Ansprechbarkeit

Die Ungleichmäßigkeit in der geistigen Produktion der Patienten nimmt in gewissen Fällen eine derart ausgeprägte Form an, daß wir uns gezwungen sahen, Patienten mit einer solchen Störung in eine besondere Gruppe einzuordnen. Dies gilt für Patienten mit schweren organischen (sehr häufig vaskularen) Gehirnerkrankungen.

Das Verhalten der Patienten war zeitweilig absonderlich. Nach Aussage ihrer Verwandten pflegten sie vor ihrer Einlieferung in die Anstalt zuweilen inadäquate Handlungen zu begehen: sie ließen den Gashahn aufgedreht, streiften sich die Hosen über die Arme, zogen die Jacke verkehrt an usw. Sich selbst überlassen, tragen sie nur selten Fragen oder Bitten vor; spontane Äußerungen fehlen bei ihnen größtenteils. Einige sind unruhig, andere liegen tagelang apathisch im Bett, aber sowohl die einen wie die anderen sind ihrem Wesen nach passiv.

Die genannten Störungen zeichnen sich durch besondere *Dynamik* aus. Im Verlauf eines kurzen Zeitabschnittes ist der Charakter der Äußerungen und Handlungen der Patienten akuten Schwankungen ausgesetzt. Patienten, die als schwachsinnig aufgefallen sind, können schon wenige Augenblicke später ein relativ normales Verhalten zeigen: sie beantworten Fragen richtig, reagieren adäquat auf eine Situation u. ä. Andere, die nicht imstande waren, ihr Alter anzugeben und sogar die Namen ihrer nächsten Verwandten vergessen hatten, erinnerten sich im weiteren Verlauf einer Untersuchung an vieles aus ihrem Leben und vermochten Zeit und Aufenthaltsort genau zu bestimmen.

Die Spezifik und der dynamische Charakter der psychischen Störungen solcher Patienten erschweren die Behandlung und werden deshalb von verschiedenen Autoren unterschiedlich beurteilt. E. S. Awerbuch, der diese Störungen bei Hypertonie beobachtet hat, schätzt sie als Verflachung der Persönlichkeit ein, W. P. Swerewa will darin eine Minderung der Intellektfunktionen sehen. P. D. Fridman hebt hervor, daß die psychischen Störungen bei Hypertonie den Charakter einer tiefen organischen Demenz mit kurzfristigen Bewußtseinsschwankungen aufweisen. N. I. Oserezki schildert die Verarmung der intellektuellen Tätigkeit, das Nachlassen der Kritik und des Interesses. Ähnliche Schwankungen des Bewußtseinszustandes wurden von T. I. Goldowskaja und I. G. Rawkin an protrahierten Bewußtseinstrübungen bei Infektionspsychosen beschrieben.

Wir vertreten die Auffassung, daß die intellektuellen Veränderungen unserer Patienten infolge der Labilität, der Vielfalt und Buntheit ihrer Formen nicht in das gewohnte Bild der organischen Demenz hineinpassen. Wir wollen daher etwas länger bei ihnen verweilen.

Bei dem geschilderten Zustand pflegt eine wellenförmig verlaufende erhöhte Resonanz unserer Patienten auf Reize ihrer Umgebung aufzutreten, die nicht direkt an sie gerichtet sind. Solche Patienten, die sonst ihrem Wesen nach teilnahmslos sind, mischen sich zum Beispiel ins Gespräch ein, wenn sie hören, daß der Arzt einen danebensitzenden Patienten anspricht. Jeder beliebige Laut, der von der Straße herüberdringt, ruft bei ihnen Bemerkungen hervor. Ein Patient wandte sich, als er hörte, daß im Nebenraum das Lied „Kalinka . . . jagoda malinka . . .“ („Schneeball . . . Himbeere . . .“) gesungen wurde, plötzlich mit der Bitte an die Krankenschwester: „Bringen Sie mir Himbeer- und Preiselbeerkonfitüre!“

Häufig nahm die „Resonanz“ unserer Patienten noch eine andere Form an: Der Kranke flocht in seine Rede die Bezeichnungen der Gegenstände ein, die sich in seinem Blickfeld befanden, jedoch keine Beziehung zum Inhalt seiner Ausführungen hatten. So entgegnete ein Patient, als man sich nach seinem Befinden erkundigte: „Danke, gut, es klopft hier ein wenig.“ (Im Nebenzimmer wurde gehämmert.) Ein anderer, der eine Erzählung aus einem Buch abschrieb, fügte die Worte „gelber Lampenschirm“, die in keinerlei Beziehung zur Erzählung standen, in den Text ein. (Auf dem Tisch vor dem Patienten stand eine Lampe mit gelbem Schirm.) Bei den Patienten scheint gewissermaßen eine erzwungene Bereitschaft zu bestehen, in ihrer Rede wahllos alles widerzuspiegeln, was sie wahrnehmen.

Dieses Symtom der „Resonanz“ zeichnete sich durch besondere Dynamik aus; zuweilen trug es einen scharf ausgeprägten Charakter, dann wieder war es fast verschwunden.

Wir führen einen Auszug aus einer Krankengeschichte an:

Patient A. S. L—w, (Krankengeschichte verfaßt von D. B. Golant). Geburtsjahr 1880. Invalide. Höhere Schulbildung. Begab sich am 19. 11. 1950 zur Behandlung ins Gannuschkin-Krankenhaus. Gestorben am 8. 4. 1951.

Klinische Diagnose: Bösartige Arteriosklerose mit zahlreichen Erweichungsherden, vorwiegend in der linken Hemisphäre. Hypertonisches Syndrom. *Anatomisch-pathologische* Diagnose: Bösartige zerebrale Arteriosklerose mit alten und neuen Erweichungen. Allgemeine Arteriosklerose.

Keine pathologischen Erbanlagen. Entwicklung und Wachstum normal, gute Schulergebnisse. Erste Schmerzsymptome im Jahre 1939. Nach mehreren unangenehmen Ereignissen traten Schwindelgefühle, Kopfschmerzen und Schwächeempfinden auf. Es wurde erhöhter Blutdruck festgestellt. 1947 führte sich der Patient unordentlich, bei ihm kamen pathologische Schlafzustände vor; Sprachstörungen in Form von amnestischer Aphasie traten auf.

1949 wiederholte Anfälle von krankhafter Schlafsucht. Daraufhin zeigten sich im Verhalten des Patienten Absonderlichkeiten (er ging in Unterwäsche auf die Straße). Im Zusammenhang damit wurde er ins Krankenhaus eingeliefert. Blutdruck 195/115.

Psychischer Zustand: Der Patient vermag sich zeitlich zu orientieren, in seiner Umgebung findet er sich dagegen nur schlecht zurecht. Er erfaßt nicht sofort, was ihm gesagt wird. Er sitzt untätig umher, teilnahmslos seiner Umgebung gegenüber, oder irrt verstört durch die Station und kann sein Bett nicht finden.

Führen wir hierzu die Ergebnisse des assoziativen Experiments an:

Dem Patienten wurde aufgetragen, fünf Gegenstände von roter Farbe zu nennen. Die Antwort: Kirsche, Mohn, Lampe, Mohrrübe, Wand, Blut.

Als er grüne Gegenstände nennen soll, versetzt er: Gras, Kohl, *Bleistift* (ist nicht grün), *Papier* (ist nicht grün), *Uhr*, *Glas*; Wasser ist zuweilen grün, wenn Schlamm darin ist; der Baum ist grün. (Die hervorgehobenen Wörter bezeichnen Gegenstände, die der Patient vor sich sieht und die weder rot noch grün gefärbt sind.)

Definition von Sprichwörtern: Der Patient erklärt das Sprichwort „Schmiede das Eisen, solange es heiß ist!“ richtig: „Arbeite schnell, diese Feder hier (er weist auf den Federhalter, der auf dem Tisch liegt) muß man machen, und die Blätter da muß man schmieden (er blickt auf den Baum vor dem Fenster).“

Die Sprache des Patienten ist gestört: es treten Anzeichen amnestischer Aphasie und Perseverationen auf. Von Zeit zu Zeit benennt der Patient die Gegenstände richtig und beantwortet Fragen in adäquater Weise.

Antworten des Patienten beim Vorzeigen von Kärtchen mit *abgebildeten Gegenständen:*

Aschbecher — Aschbecher.

Knopf — Er ist eine gewöhnliche Fassung.

Spule — Genauer ein Nadelkissen oder einfach eine Fassung für einfache Nadeln.

Kragen — Eine Halsbinde von einfacher Nadel, das heißt ein Kragen.

Zigarettenetui — Wahrscheinlich mit Zigarettenpapier, die Zigarettentasche, wahrscheinlich gehen hier zehn Stück Zigaretten ’rein. Bei mir gehen immer zehn Zigaretten hinein.

Schlips — *Zehn Zigaretten, dasselbe.* Was das ist, weiß ich nicht. Ein gewöhnliches kleines Etui für zehn Zigaretten, für zehn Stück Zigaretten.

Manschettenknopf — Das ist ein kleines Zigarettenetui zum Zuknöpfen. Zehn Stück *Zigarettenetuis.* Oder eine Leuchtpatrone, Manschettenknopf.

20 Kopeken (Geldstück) — Das sind natürlich 20 Kopeken.

Mohrrübe — Hatte ich das oder nicht, ich weiß nicht, was es ist ... Dann 20 Kopeken, nein falsch, Mohrrübe.

Haarnadeln — Eine universelle Vorrichtung für Pferdegarn.

Stuhl — Das ist ein Gegenstand zum Sitzen, ich sitze auf einem Stuhlsitz. Das ist ein Holzstuhl.

Es ist möglich, daß zwischen dieser Resonanz und der eigenartigen, schwankenden Orientierung der Patienten ein enger Zusammenhang besteht. So behauptete ein Patient, er befände sich in einem Restaurant (zu diesem Zeitpunkt wurde der Tisch gedeckt). Gleich darauf erklärte er, das wäre eine Uhrmacherwerkstatt (ein Uhrmacher reparierte die Wanduhr), und fünf Minuten später, während der ärztlichen Visite, bezeichnete er seinen Aufenthaltsort richtig als Krankenhaus. Das Verhalten des Patienten war der Krankenhaussituation völlig adäquat. Die unrichtigen Äußerungen resultierten daraus, daß *irgendein* Gegenstand, der seine Aufmerksamkeit in Anspruch nahm, die Beurteilung der Situation zu ändern vermochte.

Eine ähnliche doppelgleisige Orientierung ist bei dem Patienten festzustellen, den Swerewa beschreibt. Er behauptete, im Eisenbahnabteil und gleichzeitig im Krankenhaus zu sein.

Beim Assoziationsexperiment pflegen solche Kranken mit Antworten zu reagieren, die in ihrem Gesichtskreis liegende Gegenstände bezeichnen, und das selbst dann, wenn der Vl es ihnen untersagt hat.

Es ist denkbar, daß diese prompte „Resonanz" der Kranken, die Zerstreutheit ihrer Urteile sowie die deutlich hervortretenden Schwankungen mit jenen Veränderungen der höheren Nerventätigkeit in Zusammenhang stehen, die Pawlow als hypnotische Phasenzustände bezeichnet hat.

Beachtung verdient, daß die Untersuchungen von S. Kaminski und W. Sawtschuk an Hand des Studiums der bedingten Reflexe bei Hypertonikern bei diesen Phasenzustände nachweisen konnten. Die Untersuchungen wurden an einer Reihe von Patienten vorgenommen, die auch wir für unsere Studie herangezogen haben.

Durch das Auftreten hypnotischer Phasen lassen sich einige andere Störungen der psychischen Tätigkeit erklären, die auf den ersten Blick als „isolierte Störungen" erscheinen mögen. Wir meinen jene spezifische Gedächtnisstörung bei Patienten, die in ihrem klinischen Bild dominiert. Weiter oben war bereits davon die Rede, daß diese Kranken oft nicht fähig sind, aus ihrem Leben zu berichten, daß sie sich nicht an ihre Nächsten erinnern können und Zeitverhältnisse nicht überblicken. Fast immer werden bei der klinischen Einschätzung dieser Patienten Begriffe des amnestischen Symptomkomplexes für amnestische Demenz verwandt. Gliedert man jedoch den Aneignungsprozeß in die klassische Triade: Aneignen, Festhalten und Reproduzieren, so zeigt sich, daß dabei der letzte Vorgang am meisten in Mitleidenschaft gezogen wird. Der Patient ist während des Versuchs außerstande, ein Märchen zu wiederholen, er hat es „vergessen". Im weiteren Gespräch jedoch, manchmal auch erst nach mehreren Tagen, gelingt es ihm, in anderem Kontext selbst geringfügige Einzelheiten dieses Märchens zu reproduzieren. Viele Bilder, Vorstellungen und Eindrücke, die der Patient mit dem

Material empfängt, kommen früher oder später in seinem Denkverlauf zum Vorschein.

Um diese Behauptung beweisen zu können, entschieden wir uns für eine Variante, bei der man die Konzentration der Anstrengungen des Patienten modifizieren kann. Der Versuch bestand in folgendem:

Wir trugen den Patienten auf, 15 Wörter im Gedächtnis zu behalten. Die Instruktion lautete: „Ich will ihnen jetzt mehrere Wörter vorsprechen. Sie schreiben sie auf und merken sie sich gut; sie werden sie nachher wiederholen“ (1. Serie). Als klar wurde, daß die Patienten nur einen unbedeutenden Teil der Wörter reproduzieren konnten, wurde ihnen eine zweite Aufgabe gestellt, die sich aus folgenden Elementen zusammensetzte: 10 Ziffern aufschreiben, 5 Dreiecke zeichnen, 5 Kreise zeichnen und zum Schluß 15 Wörter niederschreiben (2. Serie). Auf diese Weise war bei der ersten Serie durch die Instruktion die Aufmerksamkeit der Patienten auf die Aneignung der Wörter gerichtet, im zweiten Fall jedoch vollzog sich diese Aneignung der Reize gewissermaßen unabhängig von den Bemühungen der Kranken.

Es zeigte sich, daß jene Patienten, die sich in der ersten Serie im ganzen 3 bis 4 Wörter gemerkt hatten, in der 2. Serie nunmehr 6 bis 7 Wörter aus der Reihe eintrugen, die sie vorher hatten reproduzieren sollen.

Patient	1. Serie	2. Serie
F.	3	6
M.	4	7
R.	3	7
K.	3	7
M.	3	3
L.	4	4
Sch.	3	7
R.	3	3

Die Ergebnisse dieses Versuchs bestätigen unsere Annahme, daß das Konzentrieren der Patienten auf eine bestimmte Tätigkeit (im gegebenen Fall die Reproduktion) zu ihrer Schwächung führte.

Zuweilen nimmt auch die Redeweise der Patienten den Charakter einer isolierten Funktionsstörung an. In der Rede der Kranken tauchen periodisch amnestische Lücken und Paraphasien auf. Zum Bild mit der Darstellung einer Spule sagt die Patientin F.: „Das stellt dar eigentlich . . . ich weiß es nicht . . .“

Der Vl sagt ihr vor: „Spu . . .“ Darauf die Patientin: „Eine Spule.“ Beim Anblick des *Aschbechers*: „Das ist für die Analyse.“ Vl: „Was tut man hinein?“ Patientin: „Abgebrannte Streichhölzer, Asche.“

Bereits 1938 unternahmen Galperin und Golubowa bei ihren psychologischen Untersuchungen einen gelungenen Versuch, den Mechanismus der Paraphasien an Hand der Pawlowschen Theorie der Grenzhemmung zu erklären. Die Autoren verwiesen darauf, daß die Patienten oft das nötige Wort in dem Augenblick nicht zu finden vermögen, in dem sie es angestrengt suchen, hinterher jedoch, wenn sie die Suche aufgegeben haben, bringen sie es unvermittelt hervor. Die Autoren wandten die Methode des Umlenkens der Anstrengungen an und konnten so experimentell die Grenzhemmung als grundlegenden Mechanismus der Paraphasien nachweisen.

Es muß festgestellt werden, daß in den von uns behandelten Fällen keineswegs nur einzelne fehlerhafte Wörter oder Gegenstandsbenennungen vorkamen. Die gesamte Redeweise der Patienten war auf einem undefinierbaren, entstellten Stil aufgebaut, und in einzelnen Fällen erreichte die Absonderlichkeit der Antworten einen solchen Grad, daß sie den Verdacht auf Zerrissenheit des Denkens aufkommen ließ.

Der oben erwähnte Patient gibt auf die Frage, wieviel 3 mal 4 ist, die Antwort: „Das ist eine ansteckende Substanz." Dem Patienten wird ein Bild gezeigt, das einen Wagen mit einem abgefallenen Rad darstellt. Er sagt dazu: „Eine Rübe, sie kann gepreßt werden, auf jeden Fall aber ist das keine flüssige Substanz . . ."

Demnach waren weder die Sprachstörungen noch die Störungen der Merkfähigkeit der Patienten isolierte Funktionsschädigungen; sie waren bedingt durch das Auftreten hypnotischer Phasenzustände. Im ganzen stellt das geschilderte Störungsbild eine ernstere Form jener Veränderungen dar, die im vorigen Paragraphen beschrieben wurden. Es ist möglich, daß hier die Phasenzustände leichter entstehen und ernsteren Charakter tragen. Dieser Zustand der Patienten wird mitunter auch als Zustand der Bewußtseinsänderung beurteilt.

5. *„Abgleiten"*

In den klinischen Beschreibungen der Denkstörungen bei Schizophrenie begegnet man manchmal dem Ausdruck „Abgleiten", doch gibt es nach unserem Ermessen noch keine spezielle Untersuchung dieses Phänomens. Nur bei verhältnismäßig intakten Patienten gelingt es, dieses Symptom zu isolieren; denn in der Regel werden die durch „Abgleiten" verursachten Urteilsfehler von anderen Fehlern stärkeren Grades gleichsam überlagert. Diese Störung besteht darin, daß Kranke, die im Begriff sind, eine Aufgabe richtig zu lösen, oder die richtige Überlegungen über irgendeinen Gegenstand anstellen, plötzlich, einer falschen, inadäquaten Assoziation folgend, vom richtigen Gedankengang abrutschen, danach aber wieder imstande sind, ihre Überlegungen konsequent fortzusetzen, ohne jedoch auf den unterlaufenen Fehler zurückzukommen und ihn zu berichtigen.

Auszug aus der Krankengeschichte des Patienten Stsch—a, Jahrgang 1932, Beruf: Dreher. Wächst verschlossen auf, im Schulunterricht unausgeglichen. Diagnose: Schizophrenie (Krankengeschichte verfaßt von Dr. Abruzki). Aus der Anamnese: Großvater und Tante des Patienten schizophren.

Trieb sich umher, gab sich mißbräuchlichem Alkoholgenuß hin. Arbeitete in den letzten Jahren in einer Fabrik als Dreher. Von seinen Arbeitskameraden wurde er als schweigsamer, disziplinierter, guter Arbeiter geschildert. Die ersten Anzeichen einer psychischen Störung tauchten im Mai 1953 auf. Es schien ihm, daß alle um ihn herum „etwas über ihn wissen", daß alle über ihn reden, „die Gedanken wurden wirr". Er empfand Angst. War im Gannuschkin-Krankenhaus stationiert.

Psychischer Zustand: Richtig orientiert. Auf Station hält er sich abseits, sondert sich ab, irrt ziellos umher, ist schwer zugänglich. Man bekommt nur mühsam Kontakt mit ihm. Mißtrauisches Verhältnis zu Menschen aus seiner Umgebung, alles erscheint ihm verändert, er kann nicht begreifen, was in ihm vorgeht, er ist ein anderer geworden.

Er glaubt, daß ihm „etwas Schreckliches“ zustoßen werde. Er sinniert endlos, denkt viel nach. „Ich habe viel über mich und die Menschen nachgedacht“, „über Lebensfragen“. Er hält es für möglich, daß er sich unter hypnotischem Einfluß von Ärzten oder „schwarzen Freunden“ befindet. Er fühlt sich als „Betrachter des Lebens“. „Ich selbst komme mir vor, als lebte ich nicht“; „alles hat sich um mich herum und in mir verändert“.

Unter dem Einfluß der Insulintherapie besserte sich der Zustand des Kranken, so daß er entlassen werden konnte.

Ergebnisse der experimentalpsychologischen Untersuchung;

Beim Versuch „Klassifikation von Gegenständen“ begreift der Patient auf Anhieb die Instruktion und geht rasch zu Werke. Er bildet die folgenden Gruppen: Tiere, Pflanzen, daneben aber auch Maiglöckchen und Schiff als besondere Gruppe, wozu er erklärt: „Sie müssen zusammengelegt werden, denn der Durchmesser des Mastes gleicht im Querschnitt dem Durchmesser des Maiglöckchenstieles.“ Als er die Gruppe der Pflanzen ordnet, legt er die Straßenbahn mit dem Linienschild „Gartenring“ zur Gruppe „Gemüse“, denn „hier steht ja *Garten*ring geschrieben“. Gleich darauf setzt er die Klassifikation richtig fort und führt sie zu Ende; Schiff und Maiglöckchen läßt er jedoch beieinander.

Im Versuch „Ausschließen des überflüssigen Elements“ sondert der Patient die Gegenstände richtig aus; bei der Zusammenstellung „Sonne, Kerze, Glühbirne und Petroleumlampe“ beispielsweise nimmt er die Sonne heraus, weil sie „ein natürliches Licht“ ist, „die übrigen aber künstliches“. Angesichts der Karte jedoch, auf der Brille, Waage, Thermometer und Uhr abgebildet sind, erklärt er überraschend, „Waage und Brille gehören in eine Gruppe, weil es hier verbogen ist“ (er deutet auf eine Faltlinie bei Waage und Brille).

Aus den geschilderten Fehlern des Patienten ist zu ersehen, daß er, obwohl er das Klassifikationssystem richtig erfaßt und es längere Zeit konsequent anwendet, plötzlich auf ein sinnwidriges Gruppieren der Gegenstände nach äußeren, zufälligen Ähnlichkeitsmerkmalen wie dem Durchmesser irgendeines Teils der Zeichnung oder einer Krümmung auf dem Kärtchen abgleitet. Dieser Fehler läßt sich nicht durch Hast oder Unaufmerksamkeit des Patienten erklären. Auf eine Frage des Vl motiviert er sein Handeln, und seine Begründungen sind um so absonderlicher, als sie im Verein mit richtigen, konsequenten Erwägungen geäußert werden. Dem Patienten selbst fällt diese Ungereimtheit gar nicht auf, und er berichtigt seinen Fehler nicht.

In anderen Fällen wird das Abgleiten des Denkens nicht durch ein konkretes, äußerliches Gegenstandsmerkmal (Falte im Bild) verursacht, sondern durch den Klang von Wörtern, die zum Material der Aufgabe gehören.

Derselbe Patient wird beim Versuch „Vermitteltes Einprägen“ spielend mit der Aufgabe fertig. Um das Wort „Trennung“ im Gedächtnis zu behalten, wählt er einen „Briefumschlag“, für „Weg“ nimmt er „Baum“, für „Spiel“ „Flugzeug“

(„Kinder spielen gern Flieger"). Gleich darauf aber wählt er für das Wort „Feuer" die Zeichnung „Federhalter" und meint dazu: „Der erste Buchstabe ist F"; für das Wort „Mittagessen" wählt er „Reifen" (russ. objed und obrutsch), weil beide mit „o" anfangen.

In der Variante IV des Assoziationsexperiments (Methode der Piktogramme) bildet der Kranke zeitweilig adäquate Zusammenhänge. (Um die Worte „frohes Fest" im Gedächtnis zu behalten, zeichnet er eine „Ziehharmonika"; beim Wort „Zweifel" malt er ein Fragezeichen.) Daneben zeichnet er jedoch als Gedächtnisstütze für das Wort „Kummer" (petschal) einen „Stempel" (petschat); bei „kühne Tat" (s*mely* postupok) zeichnet er ein Stück „Kreide" (*mel*), und für den Ausdruck „schmackhaftes Abendbrot" setzt er zwei Kästchen, „zwei Wörter".

Wie schon beim „inkonsequenten Urteilen" war auch hier ein „Einstreuen" von Fehlern in den Fluß richtiger Erwägungen zu beobachten. Jedoch waren die Fehler hier nicht das Symptom einer allgemeinen Ermüdbarkeit der Patienten, sondern stellten ihrem Wesen nach vielmehr eine abrupte, bizarre Wendung im Denken der Patienten dar. Zuweilen konnte ermittelt werden, daß diese Wendung auf eine Assoziation emotionalen Charakters hin erfolgt war. Dem Patienten selbst erschien dieser äußerliche Zusammenhang als ein Glied seiner logischen Argumentation.

Das„ Abgleiten" des Schizophrenen unterscheidet sich vom „Ideensprung" des Patienten im hypomanischen Zustand nicht nur phänomenologisch, sondern auch in seinem Mechanismus: Wenn man beim letzteren von einer pathologischen Labilität der Assoziationsprozesse sprechen kann, so ist beim „Abgleiten" des Schizophrenen ein episodisches Ausschalten der Tätigkeit des zweiten Signalsystems anzunehmen.

6. „*Mehrschichtigkeit*"

Der nun zu beschreibende Aspekt der Denkstörung konnte bei Schizophrenen beobachtet werden, deren Zustand, im wesentlichen als defekt gekennzeichnet, Merkmale einer Verschärfung aufwies. Hauptsächlich gehörten hierzu Patienten mit langer Krankheitsdauer — acht bis fünfzehn Jahre —, die mehrmals in psychiatrische Anstalten eingewiesen wurden.

Die Besonderheit des Denkens dieser Kranken bestand darin, daß sie beim Betrachten einer Erscheinung oder eines Gegenstands nicht imstande waren, bei ihren Überlegungen eine einheitliche Linie zu wahren. Sie gingen an ein und dieselbe Erscheinung gleichzeitig von verschiedenen Standpunkten heran. So bildete zum Beispiel ein Patient beim Klassifikationsversuch eine Gruppe für Tiere und Pflanzen — „auf Grund des biologischen Merkmals" —, gleich darauf aber eine auf Grund seiner persönlichen Neigungen — „die liebe ich" — und dann eine dritte auf der Basis der Gemeinsamkeit der Form.

Besonders deutlich tritt eine solche „Mehrschichtigkeit" bei Experimenten zutage, die eine genaue wörtliche Formulierung erfordern, so zum Beispiel beim Erklären von Sprichwörtern.

Als Illustration hierzu führen wir die protokollarische Aufzeichnung (auf Tonband) der Argumentation des Patienten M—w an, dem aufgetragen wurde, die Redensart „Die Kücken werden im Herbst gezählt“ zu erklären. „Nun, das ist vollkommen klar. Manchmal wird immer gezählt, wenn sie etwas geworden sind, wenn das Werk vollbracht ist. Und erst dann kann bereits der Erfolg dieser oder jener Maßnahmen bekanntgegeben werden. Man kann ja endlos arbeiten, ohne aufzuhören, und dabei viel Lärm um nichts machen, wie bei Shakespeare, Sie erinnern sich? . . . Lärm gemacht, geredet, hin und her gelaufen, gehetzt und gehastet, und was kommt heraus? Das Resultat? Alles ist verrauscht. Das heißt, viel Aufhebens um gar nichts. Darum — weniger reden, mehr leisten, mehr Konzentration und Organisation und dann kurz: ‚Also, Genosse, es sei wie es sei, das Werk ist vollbracht, gehaben Sie sich wohl.‘ Wenn wir zum Beispiel ein Haus bauen, bekommen wir dafür den Lohn, legen wir Prüfungen ab, bekommen wir Noten, Zensuren, eine Eins, sehr gut, meinetwegen auch eine Zwei, gut. Eine Zwei kann man, meine ich, noch hinnehmen, aber im allgemeinen ist ‚Sehr gut‘ anzustreben, eine Eins. So. Das heißt also . . . viel Lärm und nichts dahinter oder, wie das Sprichwort lautet, das Sie genannt haben, ‚Die Hühner werden im Herbst . . .‘ oder vielmehr ‚Die Kücken werden im Herbst gezählt‘. Direkt darauf eingehend, könnte man sagen, die Katzen schleppen sie fort.“

Wie aus dem Protokoll zu ersehen ist, versucht der Patient, den Sinn der Redensart auf allgemeiner Ebene zu erklären; dann will er beweisen, daß lärmendes Gehabe noch nichts gewährleistet. Das Wort „Lärm“ bringt bei ihm die Assoziation zu Shakespeares Stück hervor; andererseits versucht er wieder, die buchstabengetreue Bedeutung der Redensart zu übermitteln: „Die Kücken können von den Katzen weggeschleppt werden.“

Wir haben also hier eine eigenartige Störung der Denkfähigkeit vor uns — ein Verknüpfen verschiedener „Aspekte“ einer Erscheinung oder einer Sache. Es handelt sich dabei selbstverständlich nicht um eine vielseitige, erschöpfende Analyse, wie sie für das Denken eines gesunden Menschen charakteristisch ist, der von verschiedenen Seiten an eine Sache herangeht. Die Mehrgleisigkeit des Denkens bei den genannten Patienten ergibt sich daraus, daß bei ihren Urteilen zufällige Assoziationen, Bruchstücke von Vorstellungen und Erinnerungen sowie von richtigen Verallgemeinerungen einander in bizarrer Weise ablösen. Die Urteile der Patienten sind sozusagen ein ständiges Auf und Ab, ein Wechsel von „Aufschwingen“ und „Niedergang“; kaum haben sie einen hohen Verallgemeinerungsgrad erreicht, so verstricken sie sich wieder in zufälligen Extemporationen. So wird ihr Denken dadurch „*vielschichtig*“, „*verschwommen*“, es vermag das Wesen der Dinge und Erscheinungen nicht widerzuspiegeln.

7. Zerfahrenheit des Denkens

Der Begriff „Zerfahrenheit des Denkens“ ist in der psychiatrischen Klinik sehr verbreitet. Er wird angewandt zur Charakterisierung des Denkens von Schizophrenen. Wird das Denken eines Patienten als „zerfahren“ gekennzeichnet, so mutet das geradezu an als ein Synonym für die Diagnose der Schizophrenie. In unveröffentlichten Arbeiten einiger Psychologen, die die Klinik der reaktiven Zustände studiert haben*, sind Hinweise darauf enthalten, daß Zerfahrenheit des Denkens auch bei gewissen sehr schweren reaktiven Psychosen beobachtet werden kann. Bei unserem Versuchsmaterial jedoch haben wir Zerfahrenheit des Denkens oder ihre Elemente nur bei schizophrenen Patienten festgestellt. Bei Fällen mit scharf ausgeprägter Zerrissenheit bereitet eine Diagnose keine Schwierigkeiten; sehr häufig jedoch steht man vor der Aufgabe, ein Urteil in diagnostisch unklaren Fällen abgeben zu müssen, in denen nur von Elementen der Zerfahrenheit die Rede sein kann. In solchen Fällen ist es allgemein üblich, Denkzerrissenheit beim Kranken dann zu diagnostizieren, wenn zwischen den einzelnen Aussageelementen des Patienten keine für den Experimentator oder den Arzt verständlichen Zusammenhänge bestehen. Dieses Kriterium der „Verständlichkeit" ist ganz offensichtlich unzureichend; es ist also notwendig, die objektiven Merkmale der „Zerfahrenheit" etwas eingehender zu prüfen. Sehen wir uns die Beispiele an: Patient N. — defektive Schizophrenie. Bei äußerlich geordnetem Verhalten und richtiger Orientierung in der Situation pflegte er zuweilen mit eintöniger, ruhiger Stimme zu monologisieren, ohne die Aufmerksamkeit seiner Gesprächspartner in Anspruch nehmen zu wollen. Wir zitieren ein auf Tonband aufgenommenes Fragment eines solchen Monologs: „Warum, ja warum nur, mit hat doch niemand etwas davon erzählt, wo habe ich das bloß herausgelesen, das ist doch nirgends gezeigt. Und ich glaube fest, natürlich, ich weiß es, daß das Bewegungsmaterie ist, der gesamte Erdball. Ja, ich denke, ich habe lange darüber nachgedacht, aber ich sehe, was das bedeutet — lebende Materie, sie ist seiend, das heißt lebende Materie, ich denke, was ich dann denke, habe ich früher gelernt — was habe ich nicht alles gelernt, immer habe ich gelernt. Die Luft — lebt nicht, nun ja, und der Sauerstoff, der Wasserstoff, all das sind tote Substanzen, mir aber kommt es jetzt vor, daß das alles bewohnende Grün die umgebende Atmosphäre einhüllt, nun, ein lebendes Wesen, vollends lebendig, und auch es besteht, stelle ich mir vor, wie dieser Rauch, kaum war er erschienen, schon wieder unmerklich zerronnen und besteht aus solchen ganz winzigen Wesen, man kann sie kaum erkennen, aber auch sie haben eine furchtbare Kraft, natürlich, sie können überall eindringen, wohin ihr nur wollt, durch die Poren eines jeden beliebigen Wesens, eben. Und das schleppt auch zur gleichen Zeit, ich glaube gar, daß sie Leben gefangen haben. Wozu die Frau, da, diese Materie, nach meiner Meinung, entstammt das ganze Geschlecht auf Erden daher. Nach der Bestimmung nun war zum Beispiel, die Form des Menschen im Schoße dieses Frauenleibes, nun, da redet irgendein Körper, daß die Künstler, ganz bestimmt ein Künstler, ja, j-ja."

Die Analyse des obigen Monologs führt zu folgenden Schlußfolgerungen: Erstens enthält dieses ziemlich lange Redefragment keine *Erörterung*; der Patient spricht eine ganze Reihe von Sätzen, doch teilt er darin anderen keinen inhaltlichen Gedanken mit, stellt er keine, auch keine falschen Zusammenhänge zwischen

* Рубинштейн, С. Я., Нарушение речи при реактивных состояниях. (Rubinstein, S. J., Störung des Denkens bei reaktiven Zuständen).

Erscheinungen und Gegenständen her. Zweitens ist in diesem Monolog kein bestimmtes gedankliches *Objekt* zu erkennen; der Patient führt zwar mehrere Gegenstände an, wie Luft, Materie, Künstler, Herkunft des Menschen, aber seinen Ausführungen fehlt das Sinnobjekt, es ist kein logisches Objekt vorhanden. Drittens sucht der Patient mit seinen Worten kein Erlebnis mitzuteilen, und geschähe dies auch noch so verworren, er äußert in seiner Rede keine Beziehung zu anderen Menschen. Folglich entbehrt die Rede dieses Kranken ihrer wesentlichen Merkmale, die für die menschliche Sprache charakteristisch sind; sie ist weder *Werkzeug des Denkens* noch *Mittel der Verständigung*. Indessen sind die äußere Artikulationsform und in bedeutendem Umfang auch der grammatikalische Zusammenhang der Sprache intakt.

Die grammatikalische Struktur der menschlichen Sprache ist bekanntlich eine Widerspiegelung objektiv existierender komplizierter Zusammenhänge zwischen den Gegenständen und Erscheinungen der realen Welt. Dadurch, daß der Mensch Wörter zu Sätzen vereinigt, ihre Endungen unterscheidet und aufeinander abstimmt, indem er sie durch Präpositionen miteinander verbindet, vollzieht er eine subtile Analyse und Synthese des Denkens, die die komplizierten Wechselbeziehungen der Dinge und Erscheinungen widerspiegelt. Bei der Aneignung grammatischer Verbindungsformen bilden sich bestimmte dynamische Stereotype heraus, durch die sich das Sprechen von Wörtern und Sätzen in eine Fertigkeit, das heißt in einen automatisch verlaufenden Vorgang, verwandelt. Unter den Bedingungen einer normalen psychischen Entwicklung erlangt diese Fertigkeit jedoch keine selbständige Hilfsfunktion wie etwa das Gehen, Laufen usw., sondern bleibt stets mit den komplizierten Formen der psychischen Tätigkeit, genauer: mit dem Denken, untrennbar verbunden. Die grammatisch gebundene *mündliche* Sprache wird praktisch nur in Einheit mit der komplizierten Tätigkeit des Gedankenaustausches zwischen den Menschen verwirklicht.

Die oben zitierten Redefragmente lassen diese vollwertige Einheit vermissen. Diese Rede ist gewissermaßen degradiert, auf das Niveau eines einfachen, inhaltlich leeren Automatismus herabgesunken.

Die zweite Besonderheit des Denkens solcher Patienten besteht in der Schwächung der bei normalen Menschen üblichen, auf Grund der Lebenserfahrung entstehenden Assoziationen. Wird zum Beispiel ein normal denkender Mensch ersucht, auf ein ihm vorgesprochenes Wort mit dem ersten besten Ausdruck zu antworten, der ihm dabei in den Sinn kommt, so reagiert er gewöhnlich mit einem Wort, das mit dem ersten inhaltlich im Zusammenhang steht. Dagegen antwortet der Kranke mit Elementen von Denkzerfahrenheit zum Beispiel auf „Mond“ mit „Gift“, auf „Gesang“ mit „Rad“ usw. Seine Assoziationen sind uns unbegreiflich, überraschen uns, weil sie nicht die objektiv existierenden (äußeren oder inneren) Zusammenhänge zwischen den gegebenen Gegenständen widerspiegeln. Die älteren Psychiater haben diese Störung als Ataxie oder Dissoziation des Denkens bezeichnet.

Aus dem Gesagten geht hervor, daß die Zerfahrenheit eine komplizierte Form der Denkschädigung ist. Man kann sie als extremen Grad der Störung der logischen

Denkstruktur betrachten, der durch die komplexe Verbindung fast aller im vorliegenden Kapitel beschriebenen Elemente bedingt ist.

Aber auch das genügt noch nicht. Ein vollständiges Bild von der schizophrenen Denkzerfahrenheit erhalten wir erst dann, wenn wir die oben geschilderten Besonderheiten zur Störung der Kritikfähigkeit und Zielgerichtetheit des Denkens in Beziehung setzen, deren Beschreibung im nächsten Kapitel folgt.

Die hier geschilderten Denkstörungen wurden, wie wir gesehen haben, bei Patienten mit verschiedenen Erkrankungen beobachtet; sie tragen unterschiedlichen Charakter, und auch der Grad ihrer Intensität ist verschieden. Wir müssen daher jenes Prinzip genauer untersuchen, das uns ermöglicht hat, sie in der einen Gruppe „Störung im logischen Aufbau des Denkens" zusammenzufassen. Auf den ersten Blick scheint eine Zusammenstellung so verschiedenartiger Aspekte des Denkens wie „Ideensprung", „erhöhte Ansprechbarkeit", „Denkzähigkeit", „Inkonsequenz des Urteilens", „Abgleiten", „Mehrschichtigkeit" und „Zerfahrenheit" wenig überzeugend, besonders im Lichte der klinischen Aufgaben, die auf eine Erkundung der für die einzelnen Erkrankungsformen spezifischen Aspekte der Denkstörungen ausgerichtet sind. Zur Rechtfertigung dieses Standpunkts wollen wir noch einmal unser Augenmerk auf den Begriff des Denkens richten. Von Setschenow ausgehend, unterstreicht Prof. S. L. Rubinstein, daß eine Untersuchung der psychischen Tätigkeit darauf gerichtet sein müsse, diese als Prozeß zu enthüllen. Die Vollwertigkeit eines Denkakts hänge nicht nur vom Grad der Verallgemeinerung ab, sondern ebenso von der Folgerichtigkeit und dem wechselseitigen Zusammenhang der einzelnen Urteilselemente. Das Denken der Patienten, die zu einer dieser zahlreichen Untergruppen gehören, wird eben durch die Störung einer derartigen prozessualen Seite charakterisiert. Beim „Ideensprung" und beim „inkonsequenten Urteilen" können die Kranken den Sinn einer Aufgabe richtig erfassen; sie sind jedoch nicht imstande, sich ihn bis zum Schluß zu merken. Bei „Zähigkeit des Denkens" sind die Patienten infolge von Umstellungsschwierigkeiten nicht in der Lage, die verschiedenen Teile einer Aufgabe zu synthetisieren. Bei allen genannten Denkstörungen führen die Kranken ihre Überlegungen nicht zu Ende. Aufgaben, die momentane Lösungen erfordern, können die Patienten bewältigen; Störungen des Denkens treten bei mehrgliedrigen Aufgaben auf, die eine Kette folgerichtiger Urteile verlangen.

Der Erscheinungsbereich der im vorliegenden Kapitel geschilderten Denkstörungen ist bunt und vielgestaltig; die Störungen des Denkens treten als Prozeß nicht in reiner Form auf, sondern im Verein mit affektiven Störungen (z. B. bei epileptischer „Zähigkeit" oder bei der „Zerrissenheit" des schizophrenen Patienten). Ungeachtet ihrer Vielfalt sind jedoch die hier beschriebenen Denkstörungen dadurch gekennzeichnet, daß bei ihnen die Dynamik der prozessualen Seite des Denkens gestört ist. Deshalb haben wir sie in einem Kapitel als „Störung im logischen Aufbau des Denkens" zusammengefaßt.

Selbstverständlich wird auch bei diesen Patienten der Prozeß der Verallgemeinerung gestört, denn bei einer ausgeprägten Inkonsequenz der Urteile, bei Trägheit des Denkens und Zerfahrenheit der gedanklichen Assoziationen ist keine adäquat verallgemeinerte Widerspiegelung der Welt möglich.

IV.

Störung der Zielgerichtetheit und Kritikfähigkeit des Denkens

Wie wir bereits in der Einführung (S. 9ff.) dargelegt haben, ist das Denken ein aktiver, zielstrebiger Prozeß, der auf die Lösung einer bestimmten Aufgabe gerichtet ist, ein Prozeß, der, um mit SETSCHENOW zu sprechen, unser Tun und Handeln reguliert. Die Tätigkeit des Denkens schließt also die Möglichkeit der Kritik in sich ein.

Wir wollen uns in diesem Kapitel mit der Störung der regulierenden Funktion des Denkens befassen. Sie war bei Patienten zu beobachten, in deren klinischem Bild eine Störung der Kritik auftrat. Dabei sei einschränkend darauf verwiesen, daß hier nicht von einer Störung der Kritik die Rede sein soll, die Patienten gegenüber ihren Wahnvorstellungen offenbaren, ebenso nicht von der Störung [der Kritik] bei Patienten mit deutlichen Formen einer diffusen organischen Demenz. Die Störung, auf die wir Bezug nehmen, stellt die spezifische Form einer unrichtigen Wahrnehmung der Umwelt dar.

Es wurden insgesamt 97 Kranke von uns untersucht: 63 mit traumatischer Hirnaffektion, 16 mit progressiver Paralyse und 18 mit vaskularen Affektionen des Großhirns.

Im Zustand der Patienten konnte man keine Anzeichen einer akuten Psychose beobachten: in ihrem klinischen Bild waren Symptome eines stabilen Defekts vorherrschend. Bei oberflächlicher Betrachtung erweckten diese Patienten den Eindruck verhältnismäßig intakter Personen. Sie begriffen die an sie gerichteten Fragen, waren orientiert in Ort und Zeit sowie in gesellschaftlichen Ereignissen, sie beteiligten sich an Arbeitsvorgängen, führten einzelne Aufträge aus, lasen Bücher, merkten sich den gelesenen Stoff und hörten auch Rundfunksendungen. Jedoch bei genauerer Beobachtung war die Unangemessenheit ihres Verhaltens unverkennbar. Belauschte man Gespräche, die sie mit ihren Verwandten führten, so konnte man feststellen, daß die Patienten zwar Fragen richtig beantworteten, selbst aber keine stellten, sie zeigten kein Interesse für die Probleme ihrer Nächsten und sprachen nicht von eigenen Zukunftsplänen. Fingen sie an, ein Buch zu lesen, so legten sie es bald wieder hin, um ein neues zur Hand zu nehmen, das zufällig in ihr Blickfeld geriet. Patienten, die in Werkstätten beschäftigt wurden, begingen bei ihrer Arbeit Fehler, ohne sie zu bemerken. Wenn der Lehrmeister sie auf die Mängel aufmerksam machte, schien sie das nicht zu verdrießen, und sie machten auch keine Anstalten, sie zu beseitigen.

Ebenso indifferent wie gegenüber ihren eigenen Fehlern verhielten sie sich auch gegenüber unrichtigen Überlegungen anderer. So ging zum Beispiel einer der genannten Patienten am Vorabend einer schweren Operation, die man ihm angekündigt hatte, vorbehaltlos auf den Vorschlag seines Kameraden ein, die chirurgische Abteilung heimlich zu verlassen, um bei kaltem unfreundlichem Wetter im See zu baden.

Mängel oder Störungen ihrer eigenen geistigen Leistungsfähigkeit schienen diesen Patienten nie aufzufallen. Sie klagten nie über etwas, fühlten sich durch ihren Aufenthalt im Krankenhaus keineswegs bedrückt und drängten nicht auf Entlassung. Meistens befanden sie sich in guter Stimmung.

Um das inadäquate Verhalten unserer Patienten besser zu charakterisieren, sei hier ein Auszug aus einer Krankengeschichte wiedergegeben.

Patient T. (Krankengeschichte verfaßt von Dr. T. A. Rommel), Geburtsjahr 1924, Schwerbeschädigter der II. Kategorie, stationiert im Gannuschkin-Krankenhaus mit der Diagnose „Traumatische Demenz". Der Patient hatte eine normale Kindheitsentwicklung, absolvierte sechs Schulklassen, ergriff dann den Schlosserberuf. Er war aktiv und gesellig. 1950 wurde er auf der Straße von einem Kraftwagen umgefahren, lang anhaltender Bewußtseinsverlust war die Folge. Er arbeitete nicht wegen Kopfschmerzen, rascher Ermüdung und allgemeinen schlechten Befindens, übte Alkoholmißbrauch, war aggressiv im Verkehr mit seinen Nächsten.

Nervensystem: Leichte Asymmetrie des Gesichts, Tremor der Augenlider und der ausgestreckten Finger, Sehnen- und Periostreflexe der oberen Extremitäten lebhaft.

Psychischer Zustand: Hält sich für psychisch gesund, „nur der Knorpel an der Nase tut weh". Empfindet seinen Aufenthalt im Krankenhaus nicht als drückend, gegenüber seiner Umwelt ist er teilnahmslos. Verwandte, die ihn besuchen, scheinen ihn nicht zu interessieren, er erkundigt sich auch nicht nach seinem Kinde. Er ist lustig, gutgelaunt, manchmal unstet. Im Umgang mit Ärzten äußerst ungezwungen. Es kommt häufig vor, daß er den Arzt mitten im Wort stehenläßt, wenn er sieht, daß andere Patienten zu Tisch gehen oder irgendein Spiel beginnen. Der Patient ist leicht beeinflußbar, geht auf alle Bitten seiner Kameraden ein, hat einen starken Nachahmungstrieb. Jederzeit ist er bereit, auf den ersten Wink seiner Gefährten zu tanzen und Purzelbäume zu schlagen.

Die experimentalpsychologische Untersuchung deckte bei dieser Patientengruppe eine besondere Struktur der Denkstörungen auf. Die Kranken sind imstande, mit Aufgaben fertig zu werden, die Synthese und Verallgemeinerung erfordern; zugleich unterlaufen ihnen aber die gröbsten Fehler, und sie geben die absonderlichsten Antworten.

Diese Besonderheit ihrer Denktätigkeit tritt schon bei der einfachsten Aufgabe zutage, bei der Beschreibung eines Sujetbildes. So sagt zum Beispiel der oben beschriebene Patient T. bei der Betrachtung des Bildes „Der Gefangene" von Jaroschenko: „Hier ist ein Mann gemalt." Auf die Frage des Vl, was das für ein Mann sei, erwidert der Patient: „Ich weiß es nicht, vielleicht ein Angestellter." Vl: „Wo befindet er sich?" Patient: „Wie soll ich das wissen? Bei sich zu Hause, vielleicht auch im Büro." Der Vl bemüht sich, die Aufmerksamkeit des Patienten auf den Aufbau des Bildes zu lenken: „Schauen sie sich das genauer an! Ist das ein gewöhnliches Fenster?" „Er ist ein Gefangener", sagt der Patient eintönig. Als er sich der Aufgabe zugewandt hatte, erkannte er ihren Inhalt, doch rief dieser Umstand bei ihm keinerlei Verwunderung über die eigene Fehlleistung hervor.

Ein anderer Patient, S., beschreibt folgendermaßen ein Bild, das einen Unfall beim Schlittschuhlaufen darstellt (ein Mann stürzt in ein Eisloch, entsetzte Menschenmenge usw.): „Da stehen Menschen, vielleicht warten sie auf die Straßenbahn.“ Er achtet nicht darauf, daß Mimik und Pose nicht der Situation des Wartens entsprechen, er bemerkt nicht einmal, daß jemand in ein Eisloch stürzt. Auf den Liegenden aufmerksam gemacht, erwidert er: „Der will sich ergeben, er hält die Hände hoch.“ Als ihm der Vl den wirklichen Vorgang erzählt, ist er keineswegs erstaunt über seine unpassenden Äußerungen.

Unsinnig waren oft auch die Lösungen der Versuchsaufgabe „Klassifikation von Gegenständen“.

Ein Patient begann damit, daß er Kärtchen, die nebeneinander in einer Reihe lagen, zusammenfaßte und auf diese Weise folgende Gruppe erhielt: Bär, Thermometer, Spaten, Schrank. Die zweite Gruppe bildete er aus den Karten, die außen lagen: Pilz, Vogel und Fahrrad.

Die Patienten bemerkten ihre Fehler nicht, mehr noch: Wurden sie darauf aufmerksam gemacht, so gaben sie sich keine Mühe, den Sinn der Aufgabe zu erfassen und den Fehler zu korrigieren. „Schön, mag es so sein“ oder „So geht es auch“ — das waren die üblichen Entgegnungen der Patienten auf die Hinweise des Vl.

Durch Kontrollfragen und Hilfe bei der äußeren Organisation der Arbeit konnte der Vl den Patienten dazu bringen, daß er sogar die Regeln komplizierterer Aufgaben erfaßte. Die geistige Produktion der Patienten war also durch fehlende Selbstkontrolle und Gleichgültigkeit gegenüber dem eigenen Handeln gekennzeichnet.

Um die Struktur der Störungen der Denktätigkeit bei solchen Patienten genau zu bestimmen, ließen wir sie auch Aufgaben ausführen, die keine komplizierte Analyse und Synthese erforderlich machten, bei denen aber die Kontrolle eine unerläßliche Bedingung war. Diese Aufgaben zerfielen in zwei Arten:

1. Die Patienten mußten zu Sprichwörtern, deren Sinn ihnen geläufig war, die entsprechenden Sätze heraussuchen. Dabei befanden sich unter den vorgelegten Sätzen solche, die sinngemäß nicht zum Sprichwort paßten, jedoch analoge Ausdrücke enthielten.

Die gestellte Aufgabe, das heißt das Zuordnen von Sätzen zu Sprichwörtern, unterscheidet sich in ihrem Aufbau von der Grundaufgabe, der Definition des übertragenen Sinns der Sprichwörter, wo das Erfassen der Bedingtheit, das Vermögen, vom konkreten Inhalt eines Wortes abzusehen, die Abstraktionsfähigkeit, verlangt wird. In unserem Fall — beim Zuordnen der Sätze zu den Sprichwörtern — tritt dagegen eine andere Schwierigkeit auf, die nicht eigentlich in dem Vermögen besteht, eine Abstraktion zu erfassen, sondern in der Notwendigkeit, das zu unterdrücken, was dem Sinn einer Redensart nicht entspricht, und das ist eben nur bei tätiger Kontrolle möglich.

2. Den Patienten wurden kurze Erzählungen vorgelegt, in deren Text Wörter ausgelassen waren. Der Prüfling hatte sie einzusetzen.

Die Untersuchung ergab, daß Patienten, die den Sinn der Redensarten richtig erfaßt hatten, ihnen falsche Sätze zuordneten. Der Patient T. zum Beispiel erklärte das Sprichwort „Setz dich nicht in fremde Schlitten!“ richtig mit „Misch dich nicht in Angelegenheiten anderer ein!“, ordnete ihm aber den Satz zu: „Im

Winter fährt man mit dem Schlitten und im Sommer mit dem Wagen.“ „Hier ist auch vom Schlitten die Rede“, sagte er zur Begründung.

Nicht weniger deutlich trat das Unvermögen unserer Patienten bei der Aufgabe zutage, bei der sie im Text ausgelassene Wörter einsetzen sollten. Sie fügten zufällige, offenkundig unpassende Wörter ein, die im gegebenen Satzteil nur dann vertretbar wären, wenn man ihn aus dem Zusammenhang herausnähme.

Auf diese Weise entstand zum Beispiel beim Patienten T. folgender ungereimter Text: „Ein Mann bestellte bei einer Spinnerin feine *Hände**. Die Spinnerin spann das feine Garn, aber der Mann sagte, das Garn sei *keins*, er aber brauche ganz feines Garn. Da sagte die Spinnerin: ‚Wenn dir das nicht fein genug ist, dann nimm doch dieses hier‘, und sie deutete auf einen *anderen* Platz. Er sagte, er sähe nichts. ‚Du kannst deshalb nichts sehen, weil es so fein ist, ich sehe es ja auch nicht.‘ Der Dumme freute sich sehr, bestellte solche *zwei Hände*, und für jenes da gab er ihr Geld.“

Eine Gegenüberstellung der experimentellen Daten und der Ergebnisse der klinischen Untersuchung ergibt die gleiche Struktur der Störung: Befremdend falsche, zufällige Lösungen der Versuchsaufgaben, Unvermögen, die eigene Erfahrung und die eigenen Fähigkeiten im Experiment zu berücksichtigen, gedankenloses Verhalten der Patienten in der Klinik und bei Arbeitsvorgängen, mangelnde Beziehung zur eigenen Tätigkeit — all das deutet darauf hin, daß sich die Handlungen unserer Patienten nicht persönlichen Zielen unterordnen und nicht durch Denken reguliert werden.

Die Erfüllung einer Aufgabe, auch der des Experiments, setzt ein Erkennen der Bedeutung voraus, die die auszuführende Arbeit in der gegebenen konkreten Situation hat. Die Ausführung einer Handlung ist auch von der Kenntnis des Arbeitsmittels abhängig; am wichtigsten ist jedoch immer, daß der Mensch erkennen kann, ob seine Handlungen der jeweiligen Aufgabe entsprechen. Damit aber eine solche Beurteilung möglich wird, ist es unerläßlich, daß der Mensch seine Ziele und Möglichkeiten kennt, daß er in Kenntnis der Bedingungen handelt. Dazu hatte schon Setschenow treffend erklärt: „Wenn ein Mensch auf eine bestimmte Idee kommen will oder sich einer Sache zu erinnern sucht (bildliche Ausdrucksweise), so bedeutet das, daß er den Gedanken, den er sucht, für irgendeine Sache braucht, andernfalls wäre er wahnsinnig; die Sache ist folglich das Motiv, das jene dunklen Prozesse bestimmt, die bildlich als das Suchen oder das Bemühen bezeichnet werden, auf etwas zu kommen, sich einer Sache zu erinnern.“ Setschenow will damit sagen, daß das Denken des gesunden Menschen zielgerichtet sein muß. Bei unseren Patienten ist die Zielgerichtetheit des Denkens gestört. Ihre Gedanken und Handlungen sind nicht auf die Erreichung eines für sie lebenswichtigen Ziels gerichtet. Das ist das Wesentliche. Im Bereich der Norm jedoch — wo das Denken nicht Ursprung der Tätigkeit ist — ist es der Regulator der menschlichen Handlungen. Setschenow betonte, daß das Denken die Möglichkeit einer Regulierung der Handlungen und ihrer Kontrolle mit einbezöge. Er schrieb: „Die

* Die hervorgehobenen Wörter wurden vom Patienten eingesetzt.

Vernünftigkeit des Denkens beginnt erst in dem Moment, wo sie zum Lenker der Handlungen wird, das heißt dann, wenn die zu erkennende Beziehung den letzteren zugrunde gelegt wird. Dann werden die Handlungen, haben sie Ziel und Sinn erlangt, zweckmäßig, und ihr Leiter erhält den Charakter eines vernünftigen Lenkers."*

Die praktischen Handlungen unserer Patienten waren nicht in ausreichendem Maße durch das Denken reguliert. Auf eben diesen Typ des Denkzerfalls beziehen sich auch PAWLOWS Worte über die Schwächung des „regulierenden, korrigierenden Einflusses der allgemeinen Wortbegriffe."

War der Zerfall der Denktätigkeit bei Patienten anderer Kategorien vornehmlich durch Schwächung der Synthese und Analyse, durch Komplikationen im Verallgemeinerungs- und Übertragungsprozeß gekennzeichnet, so zeigt die hier beschriebene Variante, daß der Denkzerfall auch noch anderen Ursprungs sein kann, bedingt durch eine Störung der Persönlichkeit.

Das Unvermögen, eigenes Handeln zu steuern, beobachten wir auch beim geistesschwachen Kranken. Wenn dieser den Sinn einer Aufgabe nicht erfaßt, ist er ja auch nicht in der Lage, sie richtig zu beurteilen und sich auf sie einzustellen. Bildlich ausgedrückt, er hat nichts, womit er messen, vergleichen und beurteilen könnte. Wenn man jedoch einen solchen Kranken auf seine Fehler aufmerksam macht, so bemüht er sich, wenngleich unvollkommen, seine Handlungen zu korrigieren.

Das Unvermögen, das eigene Handeln zu steuern, tritt auch bei Patienten auf, die auf Grund einer Bewußtseinsstörung unfähig sind, sich in ihrer Umwelt zurechtzufinden. Das Denken eines solchen Kranken wird von zufälligen Assoziationen gelenkt, irgendwelche Objekte lösen rein zufällig seine Handlungen aus, sein Verhalten büßt den volitiven Charakter ein. Derartige Zustände sind jedoch dynamisch: Nicht selten waren wir Zeuge, wie ein Patient, der sich gegenüber allem, was um ihn herum geschah, völlig unkritisch verhielt, in bestimmten Intervallen imstande war, seine Handlungen richtig einzuschätzen.

Eine Kritikstörung kann zeitweilig auch bei einem enthemmten Kranken erfolgen. Im Zustand der Erregung vollführt der Kranke (aber auch der gesunde Mensch) unkritische Handlungen. Ein solcher Patient vermag sein Verhalten, seine Handlungen nur schlecht zu regulieren. Seine Reaktionen sind in diesem Zustand inadäquat, unpassend, elementar, zuweilen sogar grotesk. Die Hemmungsschwäche führt zu sinnwidrigem Verhalten. Hinter alledem verbirgt sich jedoch eine persönlichkeitsbedingte, bisweilen sogar emotionale Reaktion.

Bei unseren Patienten hat, wie wir bereits gesehen haben, die Störung der Kritikfähigkeit eine andere Ursache: Bei ihnen trat keine spürbare Störung der Erkenntnisprozesse auf; ihr unkontrolliertes Verhalten wurde nicht durch einen veränderten Bewußtseinszustand, durch affektive Verschiebungen oder durch Enthemmung bestimmt, es war das Symptom einer ausgesprochenen Persönlichkeitsstörung.

* СЕЧЕНОВ, И. М., Элементы мысли. Избранные производения, Т. I (SETSCHENOW, I. M., Elemente des Denkens. Ausgewählte Werke, Bd. I). 1952.

Das Erkennen der von uns geschilderten Art von Denkstörungen ist für die Arbeitsunterbringung der Patienten von Bedeutung. Äußert sich die intellektuelle Senkung im engeren Bereich der Assoziationen, in mangelndem Übertragungsvermögen, in mangelhafter Analyse, so muß ein niedrigeres Niveau der für den Patienten zu beschaffenden Arbeit erwogen werden. Äußert sich die geistige Unzulänglichkeit des Patienten in dem Unvermögen, sich längere Zeit einer Aufgabe anzupassen, erscheint eine kürzere Arbeitszeit geboten. Unsere Patienten müssen also unter Bedingungen arbeiten, die eine ständige gleichmäßige Überwachung gewährleisten.

Anerkannte Bedeutung kommt dem Erkennen dieser Art geistiger Unzulänglichkeit im Kindesalter zu. Die Untersuchungen, die M. S. Pewsner unter der Anleitung von G. E. Sucharewa vorgenommen hat, zeigen, daß es unter den geistig zurückgebliebenen Kindern eine Kategorie gibt, die durch ihr Betragen auffällt. Diese Kinder können rechnen und lesen, sie können verhältnismäßig gut sprechen, ihr gedankenloses Verhalten jedoch macht ihr Verbleiben an einer allgemeinbildenden Schule unmöglich. Bei ihnen erscheinen andere Erziehungs- und Unterrichtsmethoden geboten.

Schlußbemerkungen

Von klinischen Fakten ausgehend, hatten wir versucht, die verschiedenen Arten der Denkstörung in Begriffen der modernen sowjetischen Psychologie zu analysieren.

Die Gegenüberstellung der Ergebnisse der experimentalpsychologischen Untersuchung mit den klinischen Daten beweist, daß es möglich ist, die von uns beschriebenen Varianten der Denkstörung als ergänzende Kriterien zu Rate zu ziehen, zum Beispiel bei der Aufstellung einer differenzierten Diagnose, bei der Strukturanalyse eines Defekts oder bei der Bestimmung der Wirksamkeit einer Heilbehandlung.

Die Ausnutzung der experimentalpsychologischen Daten kann jedoch nicht immer in einer direkten Korrelation einer von uns ausgesonderten Variante mit dieser oder jener nosologischen Form bestehen.

Unser Versuchsmaterial zeigt, daß sich zwar gewisse Arten der Denkstörung, wie „Mehrschichtigkeit" oder „Verzerrung des Verallgemeinerungsniveaus", im Prinzip für schizophrene Patienten als typisch erwiesen haben. Andere Störungstypen jedoch, wie zum Beispiel die Störung der „Folgerichtigkeit des Urteilens", können bei den verschiedensten Erkrankungsformen auftreten: bei Hirntraumen, bei Gefäßerkrankungen oder bei Schizophrenie.

Nicht selten sind die von uns isolierten Varianten für den Zustand der Patienten charakteristisch. So kann beispielsweise die Inkonsequenz des Urteilens sowohl bei einem Hirntraumatiker als auch bei einem Patienten mit Gefäßerkrankung des Gehirns beobachtet werden, deren beider Zustand durch Asthenie gekennzeichnet ist. Jedoch läßt sich auch in solchen Fällen Typisches hinsichtlich der Nosologie nachweisen. Unser Versuchmaterial zeigt, daß ein Auftreten von Inkonsequenz des Urteilens im Verein mit Trägheit für Patienten mit traumatischer Affektion des Gehirns charakteristischer ist.

Das Spezifikum der einen oder anderen Denkstörungsart für die jeweilige Krankheitsform ergibt sich häufig aus einer Kombination verschiedener Varianten. Charakteristisch für das schizophrene Räsonieren ist zum Beispiel die ungehemmte Aktualisierung inhaltloser verbal-logischer Verbindungen im Verein mit ihrer Trägheit bei ungenügender Kritikfähigkeit des Patienten. Das eigenartige Räsonieren, wie es bei Epilepsie vorkommt, hat eine andere Genesis: es basiert auf der Unfähigkeit, von den konkreten Einzelheiten und Bedingungen einer Aufgabe zu abstrahieren, auf dem Bestreben, alle konkreten Elemente einer Situation zu erfassen, sowie auf dem Auftreten verspäteter Reaktionen. Mit anderen Worten:

Ist für das schizophrene Räsonieren eine Verknüpfung von „Deformation des Verallgemeinerungsniveaus" mit „Inkonsequenz des Urteilens" und mangelhafter Kritikfähigkeit charakteristisch, so resultiert das Räsonieren des Epileptikers häufig aus einer Kombination von „Denkzähigkeit" und „ungenügendem Verallgemeinerungsniveau". Die Fülle der klinischen Manifestationen der Denkstörungen läßt sich auch durch Verknüpfung einzelner Denkstörungsaspekte mit anderen Krankheitssymptomen und Besonderheiten der Persönlichkeit des Patienten erklären.

Die vorliegende Gruppierung der Denkstörungen soll keine strikte Klassifikation darstellen, sondern eher ein Hinweis auf die Richtungen, auf die „Parameter" sein, in denen ein Denkzerfall zu erwarten ist.

Die Berücksichtigung dieser experimentellen Daten und ihre weitere Auswertung bilden ein Kapitel in der gemeinsamen Arbeit von Psychologen und Klinikern.

Die genannten Versuchsergebnisse sind für das Problem des Zerfalls und der Entwicklung von Bedeutung. Die beschriebenen Denkstörungen stellen keine gesonderten Entwicklungsetappen dar. Arten der Denkstörung wie „Deformation des Verallgemeinerungsniveaus" oder „Zerrissenheit des Denkens" treten bei der Entwicklung der Kinderpsyche nicht in Erscheinung.

Wenn in gewissen Fällen auch eine phänomenologische Ähnlichkeit zwischen den Besonderheiten des kindlichen Denkens und solchen beim Kranken vorkommt, so vermag doch die experimentelle Analyse ihre unterschiedliche Struktur nachzuweisen. Zwar kann die „erhöhte Ansprechbarkeit" bei Patienten mit Gefäßerkrankungen des Großhirns der „erhöhten Ansprechbarkeit" beim Kinde ähneln. In Wirklichkeit ist ihr Wesen verschieden. Die Ablenkbarkeit beim Kinde ist auf sein großes Interesse am Erkennen zurückzuführen. Es beruht auf einer verstärkten Orientierungsreaktion, das heißt einem hohen Wachzustand der Hirnrinde. Bei der „erhöhten Ansprechbarkeit" des Kranken hingegen tritt eine allgemeine Schwächung der psychischen Tätigkeit auf; eine erhöhte Hemmbarkeit und Schwächung des Wachzustandes der Hirnrinde zeigt sich. Es ist so, wie wir angenommen haben: Der Zerfall stellt keine Negation der Entwicklung dar.

Literaturverzeichnis

1. Lenin, W. I., Materialismus und Empiriokritizismus. Dietz Verlag, Berlin 1958.
2. Lenin, W. I., Aus dem philosophischen Nachlaß. Dietz Verlag, Berlin 1958.
3. Mao Tse Tung, Über die Praxis. Berlin 1958.
4. Авербух В. С., Острые сосудистые психозы. Психические нарушения при гипертонии. (Awerbuch, W. S., Akute Gefäßpsychosen. Psychische Störungen bei Hypertonie) 1948, S. 194.
5. Авербух В. С., Клиника психопатий. Анализ аментивных состояний. „Невропатология и психиатрия". (Awerbuch, W. S., Klinik der Psychopathien. „Neuropathologie und Psychiatrie"), Bd. 15, H. 6, 1946.
6. Брайнина М. Я., Психопатологические особенности глубоких органических деменций у несовершеннолетних. Сб. Проблемы судебной психиатрии. (Brainina, M. J., Psychologische Besonderheiten tiefer organischer Demenz bei Minderjährigen. Sammelband: Probleme der Gerichtspsychiatrie), Bd. II, 1940.
7. Бернштейн А. Н., Клинические приемы психологического исследования душевно больных. (Bernstein, A. N., Klinische Verfahren zur psychologischen Untersuchung von Geisteskranken), Moskau 1911.
8. Берштейн Г. И., Клиника эпилепсии. Диссертация. (Bernstein, G. I., Klinik der Epilepsie. Dissertation), Moskau 1947.
9. Биренбаум Г. В. и Зейгарник Б. В., К динамике нарушения мышления. „Невропагология и психиатрия". (Birenbaum, G. W. und Zeigarnik, B. W., Zur Dynamik der Denkstörungen. „Neuropathologie und Psychiatrie"), IV, 1935.
10. Выготский Л. С., Нарушения понятий при шизофрении. Избранные психологические произвед. (Wygotski, L. S., Begriffsstörungen bei Schizophrenie. Ausgewählte psychologische Werke), Moskau 1956.
11. Вишневский В. Е., О состоянии психики у гипертоников. „Невропатология и психиатрия". (Wischnewski, W. E., Vom psychischen Status bei Hypertonikern. „Neuropathologie und Psychiatrie"), H. 3, 1946, S. 58.
12. Владычко С. Д., Характер ассоциаций у больных с хроническом нервным помешательством. (Wladytschko, S. D., Der Charakter des Assoziationen bei Patienten mit chronischer Nervenstörung), St. Petersburg 1909.
13. Вяземский Н. М., Эпилептический синдром после открытой и закрытой травмы головного мозга. „Невропатология и психиатрия". (Wjasemski, N. M., Das epileptische Syndrom nach offenem und geschlossenem Großhirntrauma. „Neuropathologie und Psychiatrie"), Bd. X, H. 78, 1941.
14. Гальперин П. Я., Опыт изучения формирования умственных действий. Доклады на совещании по вопросам психологии 3—8 июля 1953 г. М. АПН РСФСР. (Galperin, P. J., Neues aus dem Studium der Bildung geistiger Akte und Begriffe. Vorträge auf der

Konferenz zu Fragen der Psychologie vom 3.—8. Juli 1953. Akademie der Pädagogischen Wissenschaften der RSFSR), 1954.

15. Гальперин П. Я., О формировании умственных действий и понятий. Доклад на научной юбилейной сессии МГУ 9—13 мая 1955. (Galperin, P. J., Über die Bildung geistiger Akte und Begriffe. Vortrag auf der Jubiläumssitzung der Staatlichen Medizinischen Universität vom 9.—13. Mai 1955).
16. Гаккель Л. Б., К вопросу о роли явлений индукции во взаимоотношении сигнальных систем. „Журнал высшей нервной деятельности". (Gackel, L. B., Über die Rolle von Induktionserscheinungen im Zusammenwirken der Signalsysteme. „Zeitschrift für höhere Nerventätigkeit", H. 6, 1955.
17. Гутман Л. Г., Экспериментально-психологические исследования в маниакально-меланхолическом психозе. Серия докторских диссертаций. (Gutman, L. G., Experimentalpsychologische Untersuchungen bei manisch-melancholischer Psychose. Serie von Dokterdissertationen), 1, Nr. 15, 1909.
18. Гейер Т. А., К вопросу дифференциальной диагностики между шизофренией и органическими заболеваниями в тесном смысле этого слова. Труды псих. клиники I ММИ. (Geier, T. A., Zur Frage der differenziellen Diagnostik zwischen Schizophrenie und organischen Erkrankungen sensu stricto. Arbeiten der psychiatrischen Klinik des I. Medizinischen Instituts Moskau), H. 3, 1929.
19. Гиляровский В. А., Психиатрия. (Giljarowski, W. A., Psychiatrie), 1954.
20. Гиляровский В. А., Эволюция учения о шизофрении. „Клиническая медицина". (Giljarowski, W. A., Entwicklung der Lehre von der Schizophrenie. „Klinische Medizin"), Bd. XVI, H. 1, 1938.
21. Гольдовская Т. И., Клиника и патогенез симптоматических психозов при крупозной пневмонии. „Невропатология и психиатрия". (Goldowskaja, T. I., Klinik und Pathogenese symptomatischer Psychosen bei krupposer Pneumonie. „Neuropathologie und Psychiatrie"), H. 3, 1942.
22. Голант Р. Я., и Янковский А. Е., Некоторые экспериментальные данные к вопросу о распаде мышления при шизофрении. „Совр. невропатология и психиатрия". (Golant, R. J. und Jankowski, A. E., Einige experimentelle Daten zum Problem des Denkzerfalls bei Schizophrenie. „Moderne Neuropathologie und Psychiatrie"), Bd. III, H. 2—3, 1934.
23. Гуревич М. О., К вопросу о сущности шизофренического процесса. „Невропатология и психиатрия". (Gurewitsch, M. O., Über das Wesen des schizophrenen Prozesses. „Neuropathologie und Psychiatrie"), Bd. XIV, H. 5, 1945.
24. Гурвич Б. Р., О некоторых особенностях дефекта после ряда перенесенных острых шизофренических вспышек и о влиянии подострых астенических состояний на течение процесса. „Невропатология и психиатрия". (Gurwitsch, B. R., Über einige Besonderheiten des Defekts nach mehreren akuten Schizophrenieanfällen sowie über den Einfluß subakuter asthenischer Zustände auf den Ablauf des Prozesses. „Neuropathologie und Psychiatrie"), H. 9—10, 1930.
25. Гуревич М. О. и Серейский М. Я., Учебник психиатрии. (Gurewitsch, M. O. und Sereiski, M. J., Lehrbuch der Psychiatrie), 1946.
26. Довбня Е. И., Ассоциативный эксперимент у больных и здоровых. „Психотерапия". (Downja, E. I., Das assoziative Experiment bei Kranken und Gesunden. „Psychotherapie"), H. 2, 1914.
27. Дубинин А. М., К постановке вопроса об эндокринной деменции. Труды псих. клиники I ММИ памяти П. Б. Ганнушкина. (Dubinin, A. M., Zum Problem der

endokrinen Demenz. Arbeiten der psychiatrischen Klinik des 1. Medizinischen Gannuschkin-Instituts Moskau"), H. IV, 1934, S. 240.

28. Жислин С. Г., Травмы мозга и параноические реакции, травмы нервной системы. (SHISLIN, S. G., Gehirntraumen und paranoide Reaktionen, Traumen des Nervensystems), Ufa 1942.

29. ЗАЛМАНЗОН А. Н. и СКОРНЯКОВА С. И., К вопросу о структуре эпилептического и шизофренического мышления. (SALMANSON, A. N. und SKORNJAKOWA, S. I., Zur Struktur des epileptischen und schizophrenen Denkens), 1934.

30. ЗАЛМАНЗОН А. Н., Проблемы системного слабоумия. „Труды псих. клиники I ММИ". (SALMANSON, A. N., Probleme der Systematik des Schwachsinns. „Arbeiten der psychiatrischen Klinik des 1. Medizinischen Instituts Moskau"), 1937.

31. ЗАЛМАНЗОН А. Н., К вопросу об основном расстройстве при шизофрении. Труды псих. клиники I ММИ". (SALMANSON, A. N., Zur Grundstörung bei Schizophrenie. „Arbeiten der psychiatrischen Klinik des 1. Medizinischen Instituts Moskau"), 1934.

32. ЗАНКОВ Л. В., Психологические особенности учащихся младших классов вспомогательной школы. „Известия АПН. РСФСР". (SANKOW, L. W., Psychologische Besonderheiten bei Schülern der unteren Hilfsschulklassen. „Nachrichten der Akademie der Pädagogischen Wissenschaften der RSFSR"), H. 37, 1951.

33. ЗАПОРОЖЕЦ А. В., Развитие произвольных движений. Доклад на XIV Международном конгрессе по психологии. „Вопросы психологии". (SAPOROSHEZ, A. W., Die Entwicklung der willkürlichen Bewegungen. Vortrag auf dem XIV. Internationalen Psychologiekongreß. „Fragen der Psychologie"), H. 1, 1955.

34. ЗАПОРОЖЕЦ А. В., Проблема произвольных движений в свете трудов И. М. Сеченова. „Вопросы психологии". (SAPOROSHEZ, A. W., Das Problem der willkürlichen Bewegungen im Lichte der Arbeiten I. M. Setschenows. „Fragen der Psychologie"), H. 1, 1956.

35. ЗВЕРЕВА В. Д., О слабоумии при гипертонической болезни. „Труды Моск. обл. Невропсихической Клиники". (SWEREWA, W. D., Über den Schwachsinn bei Hypertonie. „Arbeiten der Neuropsychischen Klinik für das Gebiet Moskau"), 1950.

36. ЗЕЙГАРНИК Б. В., К пониманию переносного смысла. Новое в учении афазии, аграфии и алексии". (ZEIGARNIK, B. W., Über das Erfassen des übertragenen Sinnes. Neues in der Lehre der Aphasie, Agraphie und Alexie), 1934.

37. ЗЕЙГАРНИК Б. В., Психологический анализ структуры посттравматического слабоумия. „Невропатология и психиатрия". (ZEIGARNIK, B. W., Psychologische Strukturanalyse des posttraumatischen Schwachsinns. „Neuropathologie und Psychiatrie"), 1941.

38. ЗЕЙГАРНИК Б. В., Об одном виде нарушений мышления. „Вопросы психологии". (ZEIGARNIK. B. W., Zu einem Aspekt der Denkstörungen. „Fragen der Psychologie"), H. 6, 1956.

39. ЗЕЙГАРНИК Б. В., Виды нарушений мыслительной деятельности. Доклады совещания по психологии. (ZEIGARNIK, B. W., Arten von Störungen der Denktätigkeit. Vortrag auf dem Psychologie-Kongreß), 1957.

40. ИВАНОВ-СМОЛЕНСКИЙ А. Г., Попытка патофизиологического исследования явлений речевой бессвязности при шизофрении. „Архив биологических наук". (IWANOW-SMOLENSKI, A. G., Versuch einer pathophysiologischen Untersuchung der Symptome von unzusammenhängender Rede bei Schizophrenie. „Archiv der biologischen Wissenschaften"), H. 36, 1934.

41. Ильин А. В., О некоторых особенностях эпилептической психики. „Сов. невропатология, психиатрия и психогигиена". (Iljin, A. W., Über einige Besonderheiten der epileptischen Psyche. „Sowjetische Neuropathologie, Psychiatrie und Psychohygiene"), Bd. I, H. 8, 1932.

42. Коробкова Э. А., Психологические особенности работоспособности травматиков. Сб. Тезисы долкадов научной сессии ЦИЭТ. (Korobkowa, E. A., Psychologische Besonderheiten der Arbeitsfähigkeit von Traumatikern. Sammelband: Thesen der Vorträge des wissenschaftlichen Kongresses des Zentralinstituts für Begutachtung der Arbeitsfähigkeit), 1936.

43. Коробкова Э. А., Эксперименталгное исследование факторов, тормозящих и стимулирующих работоспособност. (Korobkowa, E. A., Experimentelle Untersuchung der Faktoren, die die Arbeitsfähigkeit hemmen bzw. stimulieren), Staatsverlag für Biologie und Medizin, 1939.

44. Каминский С. Д., Роль коры головного мозга в возникновении гипертонической болезни. „Бюллетень эксперим. биологии и медицины". (Kaminski, S. D., Die Rolle der Großhirnrinde bei der Entstehung der Hypertonie. „Bulletin der Experimentalbiologie und -medizin"), H. 10, 1951.

45. Кауфман Д. А., Материалы по вопросу о патофизиологии шизофренического дефекта. (Kaufman, D. A., Beiträge zur Pathophysiologie des schizophrenen Defekts), 1956.

46. Конова М. П., Психологические данные при изучении вялотекущей шизофрении в детском возрасте. „Невпропатология, психиатрия и психогигиена". (Konowa, M. P., Psychologische Daten beim Studium der trägverlaufenden Schizophrenie im Kindesalter. „Neuropathologie, Psychiatrie und Psychohygiene"), Bd. 6, H. 11, 1935.

47. Кононяченко В. А., Фазовое состояние при гипертонии. „Журн. высшей нервной деятельности". (Kononjatschenko, W. A., Der Phasenzustand bei Hypertonie. „Zeitschrift für höhere Nerventätigkeit"), H. 6, 1956.

48. Корсаков С. С., К психологии микроцефалии. „Вопросы философии и психологии". (Korsakow, S. S., Zur Psychologie der Mikrozephalie. „Fragen der Philosophie und Psychologie"), 1894.

49. Коган В. М., Особенности работоспособности психических больных. Сб. ЦИЭТ. (Kogan, W. M., Besonderheiten der Arbeitsfähigkeit psychisch Kranker. Sammelband des Zentralinstituts für Begutachtung der Arbeitsfähigkeit), 1941.

50. Корсаков С. С., Курс психиатрии. (Korsakow, S. S., Lehrgang der Psychiatrie), Bd. 1, 1901.

51. Красногорский Н. Н., Развитие учения о физиологической деятельности мозга у детей. (Krasnogorski, N. I., Die Entwicklung der Lehre von der physiologischen Gehirntätigkeit bei Kindern), Moskau 1939.

52. Крепелин, Учебник психиатрии. (Kraepelin, Lehrbuch der Psychiatrie), 1910.

53. Кроль И. А. и Гранская И. А., Клинические варианты травматического слабоумия. Труды XIV сессии Украинского Психоневр. Института. (Krol, I. A. und Granskaja, I. A., Klinische Varianten des traumatischen Schwachsinns. Arbeiten vom XIV. Kongreß des Ukrainischen Psychoneurologischen Instituts), 1947.

54. Костомарова Н. М., Качественная характеристика деградации интеллектуальной травмы головы. Сб. ЦИЭТ. (Kostomarowa, N. M., Qualitative Charakteristik der Einschränkung der intellektuellen Tätigkeit mit differentiellen Veränderungen des Zentralnervensystems infolge eines Kopftraumas. Sammelband des Zentralinstituts für Begutachtung der Arbeitsfähigkeit), H. 12, 1940.

55. Кубланов Я., Психологический эксперимент в клинике мозгового артериосклероза. Совр. невропатология и психиатрия. (Kublanow, J., Das psychologische Experiment in der klinischen Behandlung der Gehirnarteriosklerose. „Moderne Neuropathologie und Psychiatrie"), Bd. III, H. 4, 1934.

56. Куимов Д. К., В клинике лобных долей. „Невропатология и психиатрия". (Kuimow, D. I., Klinik der Stirnlappen. „Neuropathologie und Psychiatrie"), H. 1–2, 1930.

57. Лебединский М. С., Об особенностьях нарушений психики при поражениях правого полушария. Сб. Проблемы современной психиатрии. (Lebedinski, M. S., Über die Besonderheiten der psychischen Störungen bei Affektionen der rechten Hemisphäre. Sammelband: Probleme der modernen Psychiatrie), 1948.

58. Лебединский М. С., Расстройства речи при шизофрении на различных уровнях возрастных различий. Труды Украинского Психоневрологического института. (Lebedinski, M. S., Sprachstörungen bei Schizophrenie auf verschiedenen Altersstufen. Arbeiten des Ukrainischen Psychoneurologischen Instituts), 1947.

59. Лебединский М. С., Типы патологического мышления. Автореферат. Сб. АМН. (Lebedinski, M. S., Typen des pathologischen Denkens. Autorreferat. Sammelband der Akademie der medizinischen Wissenschaften), 1948.

60. Леонтьев А. Н., Природа и формирование психических свойств и процессов человека. Доклад на XIУ Международном конгрессе по психологии. „Вопросы психологии". (Leontjew, A. N., Natur und Herausbildung von psychischen Eigenschaften und Prozessen beim Menschen. Vortrag auf dem XIV. Internationalen Psychologie-Kongreß. „Fragen der Psychologie"), H. 1, 1955.

61. Леонтьев А. Н., О системной природе психических функций. Доклад на юбилейной сессии МГУ. (Leontjew, A. N., Über die Systemnatur der psychischen Funktionen. Vortrag auf der Jubiläumssitzung der Staatlichen Medizinischen Universität), 1955.

62. Леонтьев А. Н., Материалы совещания по психологии ИАПИ. (Leontjew, A. N., Materialien einer Beratung über Fragen der Psychologie IAPI.) Nr. 45, 1953.

63. Леонтьев А. Н. и Розанова Т. В., Зависимость образования ассоциативных связей от содержания действия. „Советская педагогика". (Leontjew, A. N. und Rosanowa, T. W., Die Entstehung assoziativer Verbindungen in Abhängigkeit vom Handlungsinhalt. „Sowjetpädagogik"), H. 10, 1951.

64. Липкина А. И., Анализ и синтез при познании предметов учащихся вспомогательных школ. Сб. Психологические особенности учащихся вспомогательных школ. (Lipkina, A. I., Analyse und Synthese beim Erkennen von Gegenständen durch Hilfsschüler. Sammelband: Psychologische Besonderheiten der Hilfsschüler), Moskau 1953.

65. Лурия А. Р., Речь и организация поведения. Доклад на научной юбилейной сессии МГУ 9–13 мая 1955. (Lurija, A. R., Sprache und Organisation des Verhaltens. Vortrag auf der wissenschaftlichen Jubiläumssitzung der Staatlichen Medizinischen Universität vom 9.–13. Mai 1955).

66. Лурия А. Р., О регулирующей роли речи в формировании произвольных движений. Журнал высшей нервной деятельности. (Lurija, A. R., Über die regulierende Rolle der Sprache bei der Bildung willkürlicher Bewegungen. „Zeitschrift für höhere Nerventätigkeit"), Bd. VI, H. 5, 1956.

67. Марциновская О. М., Нарушение обобщающей функции речи в образовании временных связей у умственно осталых детей. Диссертация. (Marzinowskaja, O. M., Störung in der verallgemeinernden Funktion der Sprache bei der Bildung zeitbedingter Verbindungen bei geistig zurückgebliebenen Kindern. Dissertation), 1955.

68. Мелехов Д. Е., О классификации шизофренического типа реакций. Труды псих. клиники I ММИ памяти П. Б Ганнушкина. (Melechow, D. E., Zur Klassifikation des schizophrenen Reaktionstypus. Arbeiten der psychiatrischen Klinik des 1. Medizinischen Gannuschkin-Instituts Moskau), H. IV, 1934.

69. Мелехов Д. Е., Врачебно-трудовая экспертиза и трудоустройство инвалидов Отечественной войны с невро-психическими заболеваниями. (Melechow, D. E., Ärztliches Arbeitsgutachten und Arbeitsbeschaffung für Invaliden des Vaterländischen Krieges mit neuro-psychischen Erkrankungen), Moskau 1948.

70. Менчинская Н. А., Психическое развитие ребенка. (Mentschinskaja, N. A., Die psychische Entwicklung des Kindes), 1957.

71. Мержеевский И. П., Микроцефализм. Архив судебной медицины. (Mershejewski, I. P., Der Mikrozephalismus. Archiv der Gerichtsmedizin), 1871.

72. Мещеряков, Об участии прошлого опыта в выработке временных связей человека. „Вопросы психологии". (Mestscherjakow, Der Anteil der Erfahrung an der Ausbildung zeitbedingter Verbindungen beim Menschen. „Fragen der Psychologie"), H. 3, 1955.

73. Мирельзон Л. А., О динамике психопатологических компонентов при травм. энцефалопатиях. Труды XIУ сессии Украинского психоневр. Института. (Mirelson, L. A., Über die Dynamik der psychopathologischen Komponenten bei traumatischen Enzephalopathien. Arbeiten vom XIV. Kongreß des Ukrainischen Psychoneurologischen Instituts), Bd. XXIII, Charkow 1947.

74. Мясищев В. Н., О значении психологии для медицины. „Вопросы психологии". (Mjassistschew, W. N., Über die Bedeutung der Psychologie für die Medizin. „Fragen der Psychologie"), 1956.

75. Мясищев В. Н., Некоторые вопросы отношений человека. Ученые записки Ленингр. Ун-та. (Mjassistschew, W. N., Einige Fragen hinsichtlich der Beziehungen des Menschen. „Wissenschaftliche Schriften der Leningrader Universität"), Nr. 214, 1956.

76. Осипова Е. А., Травматические психозы у детей. Труды Центрального института психиатрии. (Ossipowa, E. A., Traumatische Psychosen bei Kindern. Arbeiten des Zentralinstituts für Psychiatrie), Bd. I, 1940.

77. Озерецкий Н. И., Психические изменения при гипертонии. „Невропатология и психиатрия". (Oserezki, N. I., Psychische Veränderungen bei Hypertonie. „Neuropathologie und Psychiatrie"), H. 5, 1949.

78. Орлов Д. Д., Некоторые особенности клиники начальных стадий шизофрении в свете учения И. П. Павлова. Труды конференции, посв. 100-летию со дня рождения С. С. Корсакова и актуальным вопросам психиатрии. (Orlow, D. D., Einige Besonderheiten in der Klinik der Anfangsstadien der Schizophrenie im Lichte der Lehre I. P. Pawlows. Beiträge zur Konferenz anläßlich des 100. Geburtstages S. S. Korsakows im Zusammenhang mit aktuellen Fragen der Psychiatrie), Moskau 1955, S. 141.

79. Осипов В. П., Руководство по психиатрии. (Ossipow, W. P., Lehrbuch der Psychiatrie), 1931.

80. Павлов И. П., Среды. 1949 (Pawlow, I. P., Mittwochkolloquien), Bd. III, Berlin 1956.

81. Павлов И. П., Среды. 1949 (Pawlow, I. P., Mittwochkolloquien), Bd. I, Berlin 1956, S. 235.

82. Павлов И. П., Полное собрание сочинений. (Pawlow, I. P., sämtliche Werke), 1949 Bd. III, Berlin 1956, S. 91.

83. Павловская Л., Экспериментально-психологическое исследование над больными с нарастающим паралитическим слабоумием. Диссертация. (Pawlowskaja, L.,

Experimentalpsychologische Untersuchung an Patienten mit fortschreitendem paralytischen Schwachsinn. Dissertation), St. Petersburg 1909.

84. Парамонова Н. П., К вопросу о развитии физиологического механизма произвольных движений. „Вопросы психологии“. (Paremonowa, N. P., Über die Entwicklung des physiologischen Mechanismus der willkürlichen Bewegungen. „Fragen der Psychologie“), H. 3, 1955.

85. Петрова и Аникина, К вопросу о характере трудоспособности при шизофрении. Проблемы пограничной психиатрии. (Petrowa und Anikina, Über den Charakter der Leistungsfähigkeit bei Schizophrenie. Grenzprobleme der Psychiatrie), 1935.

86. Певзнер М. С., Развитие ребенка-энцефалитика (эпидемический энцефалит). „Невропатология и психиатрия“. (Pewsner, M. S., Die Entwicklung des enzephalitischen Kindes [epidemische Enzephalitis]. „Neuropathologie und Psychiatrie“), H. 7, 1934.

87. Пивоварова В. Л., О вторичной кататонии. Труды, конференции, посв. 100-летию со дня рождения С. С. Корсакова и актуальным вопросам психиатрии. (Piwowarowa, W. L., Über sekundäre Katatonie. Beiträge zur Konferenz anläßlich des 100. Geburtstags S. S. Korsakows im Zusammenhang mit aktuellen Fragen der Psychiatrie), Moskau 1955, S. 168.

88. Плотичер А. И., Методы исследования условно-речевых связей у психически больных. „Журнал высшей нервной деятельности“. (Plotitscher, A. I., Methoden zur Untersuchung sprachbedingter Verbindungen bei physisch Kranken. „Zeitschrift für höhere Nerventätigkeit“), H. 6, 1955.

89. Повицкая Р. С., Динамика психических процессов при травмах черепа. „Бюллетень конфер. ЦИП“. (Powizkaja, R. S., Die Dynamik der psychischen Prozesse bei Schädeltraumen. „Bulletin der Konferenz des Psychologischen Zentralinstituts“), Tomsk 1942.

90. Повицкая Р. С., Динамика психических расстройств при травмах мозга. „Невропатология и психиатрия“. (Powizkaja, R. S., Die Dynamik der psychischen Störungen bei Gehirntraumen. „Neuropathologie und Psychiatrie“), H. 5, 1942.

91. Повицкая Р. С., Динамика течения психических изменений при травме черепа. Травматическая эпилепсия. „Невропатология и психиатрия“. (Powizkaja, R. S., Die Dynamik des Verlaufs psychischer Veränderungen bei Schädeltraumen. Traumatische Epilepsie. „Neuropathologie und Psychiatrie“), H. 7—8, 1941.

92. Розенблюм И. И., К сравнительной характеристике шизофренического паралитического слабоумия. „Невропатология и психиатрия“. (Rosenblum, I. I. Zur vergleichenden Charakteristik der schizophrenen paralytischen Demenz. „Neuropathologie und Psychiatrie“), Bd. III, H. 11—12, 1934.

93. Ротштейн Г. А., Структурная неоднородность симптомов при как называемой травматической церебропатии. Сб. Травматические повреждения центральной нервной системы, ЦИЭТ. (Rotstein, G. A., Die strukturelle Inhomogenität der Symptome bei der sogenannten Cerebropathie. Sammelband: Traumatische Affektionen des zentralen Nervensystems des Zentralinstituts für Begutachtung der Arbeitsfähigkeit), Nr. 12, Moskau 1940.

94. Рохлин Л. Л., Клиника психических нарушений при травматической эпилепсии. Труды XIУ сессии Украинского Психоневр. Института. (Rochlin, L. L., Klinik psychischer Störungen bei traumatischer Epilepsie. Arbeiten vom XIV. Kongreß des Ukrainischen Psychoneurologischen Instituts), 1947.

95. Рубинштейн С. Я., Восстановление трудоспособности после военных травм мозга. Сб. Неврология военного времени. (Rubinstein, S. J., Die Wiederherstellung der

Arbeitsfähigkeit nach im Kriege erlittenen Gehirntraumen. Sammelband: Neurologie der Kriegszeit), 1949.

96. Рубинштейн С. Л., Психологические воззрения И. М., Сеченова и советская психологическая наука. Доклад на Совещании по психологии 1—6 июля 1955. „Вопросы психологии“. (Rubinstein, S. L., Die psychologischen Anschauungen I. M. Setschenows und die sowjetische psychologische Wissenschaft. Vortrag auf der Psychologie-Tagung vom 1.—6. Juli 1955. „Fragen der Psychologie“), H. 5, 1955.

97. Рубинштейн С. Л., Вопросы психологической теории. „Вопросы психологии“. (Rubinstein, S. L., Fragen der psychologischen Theorie. „Fragen der Psychologie“), H. 1, 1955.

98. Рубинштейн С. Л., Основы оьщей психологии. Moskau 1940. (Rubinstein, S. L., Grundlagender allgemeinen Psychologie), Berlin 1958.

99. Рушкевич Г. А., О расстройствах отвлечения и обобщения при шизофрениях и их патофизиологических оснований. „Вопросы физиологии“. АН Укр. ССР. (Ruschkewitsch, G. A., Über Störungen der Abstraktions- und Verallgemeinerungsfunktionen bei Schizophrenien und ihre pathophysiologischen Grundlagen. „Fragen der Physiologie“, Nr. 4, Kiew 1953: Akademie der Wissenschaften der Ukrainischen Sozialistischen Sowjetrepublik).

100. Сагалова С., Некоторые данные психологического исследования у больных с артериосклерозом головного мозга. Сб. ИЦЭТ. (Sagalowa, S., Einige Daten der psychologischen Untersuchung an Kranken mit Cerebralsklerose. Sammelband des Zentralinstituts für Begutachtung der Arbeitsfähigkeit), Nr. 2, 1940.

101. Селецкий В. В., Диссоциация представлений и ее значение. „Невропатология и психиатрия“. (Selezki, W. W., Die Dissoziation der Vorstellungen und ihre Bedeutung. „Neuropathologie und Psychiatrie“), 1908, Buch I.

102. Сербский, Учебник. (Serbski, Lehrbuch), 1912.

103. Серейский М. Я., К вопросу о современном понимании травматической энцефалопатии. „Вопросы военной невропсихиятрии“. (Sereiski, M. J., Über die moderne Auffassung der traumatischen Enzephalopathie. „Fragen der kriegsbedingten Neuropsychiatrie“), Moskau 1943.

104. Середина М. И., О влиянии эпилептического припадка на условные связи первой и второй сигнальных систем, а также на безусловные свяси. „Журнал высшей нервной деятельности“. (Seredina, M. I., Vom Einfluß des epileptischen Anfalls auf die bedingten Verbindungen des ersten und zweiten Signalsystems sowie auf die unbedingten Verbindungen. „Pawlow-Zeitschrift für höhere Nerventätigkeit“), Bd. II, 1952, S. 851 (dt.).

105. Сеченов И. М., Элементы мысли. Избранные физиологические и психологические произведения. (Setschenow, I. M., Elemente des Denkens. Ausgewählte physiologische und psychologische Werke), 1947, S. 251f.

106. Сеченов И. М., Замечания на книгу И. М. Кавелина „Задачи психологии“. Избранные философские и психологические произведения. (Setschenow, I. M., Bemerkungen zu dem Buch: Die Aufgaben der Psychologie, von I. M. Kawelin. In: Ausgewählte physiologische und psychologische Werke), Moskau 1947.

107. Симсон Т. П., Отдаленные последствия закрытой травмы черепа. Труды XIУ сессии Украинского Психоневр. Института. (Simson, T. P., Entfernte Folgen des geschlossenen Schädeltraumas. Arbeiten vom XIV. Kongreß des Ukrainischen Psychoneurologischen Instituts), Moskau 1947.

108. Соловьев И. М., Мышление умственно-отсталых школьников. Сб. Особенности познавательных процессов учащихся вспомогательных школ. (Solowjow, I. M., Das Denken der geistig zurückgebliebenen Schüler. Sammelband: Besonderheiten der Erkenntnisprozesse bei Hilfsschülern), 1955.

109. Смирнов А. А., О состоянии научно-исследовательской работы в области психологии. Сб. Материалы совещания по психологии. (Smirnow, A. A., Vom Stand der wissenschaftlichen Forschungsarbeit auf dem Gebiet der Psychologie. Sammelband: Beiträge zur Psychologie-Tagung), 1957.

110. Соцевич Г. Н., Параноиальная форма шизофрении. Труды конференции, посв. 100-летию со дня рождения С. С. Корсакова и актуальным вопросам психиатрии. (Sozewitsch, G. N., Die paranoide Form der Schizophrenie. Beiträge zur Konferenz anläßlich des 100. Geburtstags S. S. Korsakows im Zusammenhang mit aktuellen Fragen der Psychiatrie), Moskau 1955, S. 259.

111. Сумбаев И. С., К психологии шизофрении. „Невропатология и психиатрия". (Sumbajew, I. S., Zur Psychologie der Schizophrenie. „Neuropathologie und Psychiatrie"), Bd. III, H. 4, 1934.

112. Суханов, Психоневрозы военного времени. „Русский врач". (Suchanow, Psychoneurosen der Kriegszeit. „Der russische Arzt"), H. 1—9, 1915.

113. Сухарева Г. Е., Узловые проблемы детской психиатрии как сравнительно возрастной дисциплины. „Невропатология и психиатрия". (Sucharewa, G. E., Kernprobleme der Kinderpsychiatrie als altersvergleichende Disziplin. „Neuropathologie und Psychiatrie"), H. 2, 1947.

114. Сухарева Г. Е., Клинические лекции по психиатрии детского возраста. (Sucharewa, G. E., Klinische Vorlesungen über die Psychiatrie des Kindesalters), Moskau, Staatsverlag für Medizin, 1955.

115. Теплов Б. М., Учебник психологии. (Teplow, B. M., Lehrbuch der Psychologie), Berlin 1953.

116. Токарский А. А. Записки психологической лаборатории психиатрической клиники Московского Университета. (Tokarski, A. A., Materialien des psychologischen Laboratoriums an der psychiatrischen Klinik der Moskauer Universität), H. 5, 1894 bis 1896.

117. Токарский А. А., О глупости. „Вопросы философии и психологии". (Tokarski, A. A., Über die Dummheit. „Fragen der Philosophie und Psychologie"), 1896.

118. Трофимов Н. М., К механизму индукционных взаимоотношений сигнальных систем. „Журнал высшей нервной деятельности". (Trofimow, N. M., Über den Mechanismus der induktiven Wechselbeziehungen der Signalsysteme. „Zeitschrift für höhere Nerventätigkeit"), H. 6, 1955.

119. Усов А. Г., Исследование индукционных взаимоотношенний сигнальных систем у здоровых престарелых людей и больных старческим психозом. „Журнал высшей нервной деятельности". (Ussow, A. G., Untersuchung der induktiven Wechselbeziehungen der Signalsysteme bei gesunden Personen in hohem Alter und bei Kranken mit Alterspsychose. „Zeitschrift für höhere Nerventätigkeit"), H. 6, 1955.

120. Фридман Б. D., О травматических поражениях центральной нервной системы. (Fridman, B. D., Über traumatische Affektionen des Zentralnervensystems), 1946.

121. Фридман Б. Д., Об обратном развитии посттравматических расстройств. (Fridman, B. D., Über die Involution posttraumatischer Störungen), Ufa 1942.

122. Фридман П. Д., Клиника и психопатология очаговых церебральных синдромов при злокачественной форме гипертонической болезни. „Труды ЦИП'а". (Fridman,

P. D., Klinik und Psychopathologie der zerebralen Herdsyndrome bei der bösartigen Form der Hypertonie. „Arbeiten des Zentralinstituts für Psychiatrie"), Bd. I, 1949.

123. Хорошко В., Об отношении лобных долей мозга к психологии. (Choroschko, W., Die Funktion der Stirnhirnlappen in der Psychologie), Moskau 1912.

124. Чернуха А. А., Опыт экспериментального исследования интеллектуальных расстройств при мягкой шизофрении. „Невропатология и психиатрия". (Tschernucha, A. A., Versuch einer experimentellen Untersuchung der intellektuellen Dysfunktionen bei mild verlaufender Schizophrenie. „Neuropathologie und Psychiatrie"), Bd. III, H. 5, 1934.

125. Чистович А. С., О патофизиологии и патогенезе некоторых форм бреда. (Tschistowitsch, A. S., Über die Pathophysiologie und die Pathogenese einiger Wahnformen), Nowosibirsk 1939.

126. Шуберт А. М., Шизфреноподобные нарушения интеллектуальной деятельности к/ж органических заболеваний мозга. Сб. больницы им. Кащенко. (Schubert, A. M., Schizophrenieähnliche Störungen der intellektuellen Tätigkeit infolge von organischen Erkrankungen des Gehirns. Sammelband des Kastschenko-Krankenhauses), 1946.

127. Шуберт А. М., О некоторых особенностях нарушения интеллектуальной деятельности при лобных травмах. Сб. трудов больницы им. Кащенко. (Schubert, A. M., Über einige Besonderheiten der gestörten Denktätigkeit bei Stirntraumen. Sammelband der Arbeiten des Kastschenko-Krankenhauses), 1948.

128. Юдин, Т. Л., Коммоционная болезнь. „Труды Укр. психоневрол. Ин-та". (Judin, T. L., Die Kommotion. Arbeiten des Ukrainischen psychoneurologischen Instituts, Bd. XII, Tjumen 1943); Контузии, (Die Kontusionen), ebenda.

129. Юдин Т. И., Лобная полость и психонервные синдромы при огнестрельных ее ранениях (общие предварительные данные по опыту Великой Отечественной войны). „Невропатология и психиатрия". (Judin, T. I., Die psychonervösen Syndrome bei Schußverletzungen der Stirnhöhle., Vorläufige Erkenntnisse aus der Erfahrung des Großen Vaterländischen Krieges. „Neuropathologie und Psychiatrie"), Bd. XIV, Nr. 1, Staatsverlag für Medizin 1945.

130. Abderhalden, E., Hrsg., Methoden der experimentellen Psychologie. Handbuch der biologischen Arbeitsmethoden. Berlin — Wien 1925.

131. Anzieu, D., Prolèmes posés par la validation des techniques projectives. 1952.

132. Barthel, E. und Schwarz, B., Zusammenarbeit zwischen Arzt und Psychologen in der Poliklinik einer psychiatrischen Klinik. „Psychiatrie, Neurologie und medizinische Psychologie", H. 6, 1957.

133. Berze, S. und Gruhle, H. W., Psychologie der Schizophrenie. Berlin 1929.

134. Bleuler, E., Dementia praecox oder Gruppe der Schizophrenien. Leipzig — Wien 1911.

135. Brower, Progress in clinical Psychology. New York 1952.

136. Bumke, O., Lehrbuch der Geisteskrankheiten. 7. Auflage, München/Berlin/Göttingen/Heidelberg 1948.

137. Bumke, O., Psychologische Vorlesungen. 1923.

138. Busemann, A., Psychologische Untersuchungen an Hirnverletzten. Archiv für Psychiatrie und Nervenkrankheiten vereinigt mit Zeitschrift für die gesamte Neurologie und Psychiatrie. 1950. S. 187.

139. Delay, Etudes de psychologie médicale. Paris 1953.

140. Destunis, Einführung in die medizinische Psychologie. Berlin 1955.

141. Duncker, K., Zur Psychologie des produktiven Denkens. Berlin 1935.
142. Eysenck, H. J., Training in clinical Psychology. Amer. Psych. 1949.
143. Eysenck, H. J., The Relationship between Medicine und Psychology in England. 1950.
144. Eysenck, H. J., Psychology and the Foundations of Psychiatry. London 1955.
145. Feuchtwanger, E., Die Funktion des Stirnhirns. „Monogr. Grenzgeb. Neur. Psychiat.“ 38, Berlin 1923.
146. Frostig, S., Das schizophrene Denken. 1929.
147. Hanfmann, E. und Kasanin, Conceptual Thinking in Schizophrenia. 1945.
148. Helm, J., Über den Einfluß affektiver Spannungen auf das Denkhandeln. „Zeitschrift für Psychologie“, Bd. 157, Berlin 1954.
149. Hellpach, M., Klinische Psychologie. Stuttgart 1946.
150. Hunt, The Clinical Psychologist. 1956.
151. Goldstein, K., The Significance of the Frontal Lobes for Mental Performances. „J. Neur. and Psych.“, 1936.
152. Goldstein, K., After Effect in Brain Injuries, London 1944.
153. Goldstein, K., Bemerkungen zum Problem „Sprechen und Denken“ auf Grund hirnpathologischer Erfahrungen. Acta psychologica. Amsterdam. 10, 1956.
154. Goldstein, K., Language and its Desturbances. New York 1952.
155. Gruhle, H. W., Psychologie des Abnormen. 1922.
156. Jahrreiss, W., Störungen des Denkens. Bumkes Handbuch der Geisteskrankheiten. Bd. I, 1928.
157. Jaspers, K., Allgemeine Psychopathologie. 4. Aufl., Berlin/Heidelberg 1946.
158. Karsten, A. und Lewin, K., Psychische Sättigung. „Psychologische Forschung“, Bd. 10, 1928.
159. Katzenstein, A., Gestalt- und klinische Psychologie.„Psychiatrie, Neurologie und medizinische Psychologie“, H. 7, 1956.
160. Klieneberger, O., Hirntraumen und ihre Folgen. „Monatsschrift für Psych. und Neurologie“, Bd. 68, 1928.
161. Koffka, K., Bemerkungen zur Denkpsychologie. „Psychologische Forschung“, Bd. 9, 1927.
162. Kraepelin, E., Psychiatrie. Leipzig 1910.
163. Lagache, D., Psychologie clinique et méthodes cliniques. „Evolution Psychiatrique“, H. 2, 1949 (Avril—Juin).
164. Meyerhoff, H., Das Syndrom der traumatischen Hirnleistungsschwächen im Rorschachtest. „Psychiatrie, Neurologie und medizinische Psychologie“, Bd. 2, 1950.
165. Mowbray, K., The Clinical Psychologist as a Human Scientifist. „British Journal of Medical Psychology“, H. 27, 1954.
166. Müller-Suur, H., Der psychopathologische Aspekt des Schizophrenieproblems. „Archiv für Neurologie und Psychiatrie“, Bd. 193, 1955.
167. Ombredane, A., Distinction et mise en place des aspects de la projection. 1952.
168. Pflugfelder, G., Methoden der Demenzforschung. 1950.
169. Pflugfelder, G., Intellektuelle Störungen nach schweren Schädeltraumen. „Monatsschrift für Psychiatrie und Neurologie“, H. 118, 1949.
170. Pichot, P., Les tests de Rohrschach et la personalité épileptique, Paris 1955.
171. Pichot, P., Les tests mentaux en psychiatrie. Paris 1949.
172. Pittrich, Denkstörungen bei Hirnverletzten. Leipzig 1944.
173. Rey, A., Monographies de Psychologie clinique. Paris 1952.

174. Scheidt, W., Die Psychologie des erworbenen Schwachsinns. „Zentralblatt für Neur. und Psych.", H. 67, 1933.
175. Simon, B. Intelligence Testing and the Comprenisme School. London 1955.
176. Schneider, C., Die Psychologie der Schizophrenen. 1930.
177. Schneider, C., Die Psychologie der Schizophrenen und ihre Bedeutung für die Klinik der Schizophrenie. 1930.
178. Schilder, C., Medizinische Psychologie. 1924.
179. Tizard, C. und Venables, P., Reaction Time Responses by Schizophrenie Patients, Mental Defectives and Normal Adults. „American Journal of Psychology", H. 112, 1956.
180. Storch, A., Das archaisch primitive Denken der Schizophrenen. 1922.
181. Wechsler, D., Manuel for the Wechsler Adult's Intelligence Scale. New York Psychological Corporation, 1955.
182. Woodworth, R. S., Experimental Psychology, New York 1938.
183. Wilhelmi, C., Arteriosklerose und senile Demenz. „Archiv für Psych.", Bd. 80, 1927.

Kolibri 360 GmbH
Ferdinand-Jühlke-Straße 7
99095 Erfurt, Deutschland
produktsicherheit@kolibri360.de